T0290254

Mirabai Starr

Misericordia salvaje
La sabiduría de las místicas

Traducción del inglés de Silvia Alemany

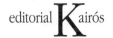

editorial Kairós

© Título original: WILD MERCY

© 2019 by Mirabai Starr
Traducción autorizada por Sounds True, Inc.

© de la edición en castellano:
2019 by Editorial Kairós, S.A.
www.editorialkairos.com

© traducción del inglés al castellano: Silvia Alemany
Revisión: Amelia Padilla

Fotocomposición: Grafime. 08014 Barcelona
Diseño cubierta: Editorial Kairós
Imagen cubierta: Caroline Manière
Impresión y encuadernación: Romanyà-Valls. 08786 Capellades

Primera edición: Diciembre 2019
ISBN: 978-84-9988-720-3
Depósito legal: B 21.832-2019

Este libro ha sido impreso con papel certificado FSC, proviene de fuentes
respetuosas con la sociedad y el medio ambiente y cuenta con los
requisitos necesarios para ser considerado un «libro amigo de los bosques»

A la estimada memoria
de mi hermana del alma, Elaine Sutton,
y de mi madre del alma, Sri Siddhi Ma

Baila, Lalla, sin nada puesto,
salvo el aire. Canta, Lalla,
y ponte encima el cielo.

LALLA

Sumario

Oración inicial. Plegaria para la Shejiná

Oh, Shejiná,
tuya es la femenina faz del Todopoderoso,
la luminosa luna que alumbra la noche
al transitar de la cautividad a la liberación,
la columna de fuego que nos guía de regreso al hogar,
la nube que se cierne sobre las cimas de las montañas,
señal viviente de que la sequía ha terminado.

Eres la presencia de lo divino que mora en el interior.
Cuando nos reunimos para rezar al Uno,
tú estás entre nosotros.
Cuando reclamamos justicia,
ablandas nuestros corazones.
Cuando permanecemos junto a los que están al margen,
das fuerza a nuestras piernas.
Cuando creamos obras de arte
y criamos a nuestros hijos
y cultivamos nuestros jardines,
tú nos guías y nos sustentas.

Eres la Novia del Sábat, la amada
que regresó del exilio.
Tú devuelves el equilibrio a nuestras relaciones
y la unicidad a nuestras almas fragmentadas.
Tú infundes de miel el acto del amor.
Tú llenas el cáliz de nuestros corazones,
que tiemblan de deseo,
con el vino de tu amor como respuesta.
Tú eres la canción que nos recibe al llegar a casa.

Eres la Reina del Sábat, la Gran Madre,
la que se sienta en el centro de la mesa
y desmigaja el pan secreto
que contiene el aroma exacto que a cada uno nos agrada.

Tú nos alimentas a todos,
al orgulloso y al penitente,
al creyente y al escéptico,
con tus propias manos.
Tu perdón incondicional disuelve la alteridad.

Oh, Shejiná,
somos la vasija que tú vas llenando.
Tu resplandor exige la arcilla de nuestra encarnación.
Tu llama arde en el centro de la tierra.
Tu calidez penetra el lecho marino y da vida
a las plántulas.
Tú bendices la testuz de cada uno de los animales
y besas el rostro bañado en lágrimas de la humanidad.
Eres la visión que forma la comunidad,
y eres nuestro refugio
cuando la tela de la comunidad se deshilacha.

Quédate ahora con nosotros
mientras navegamos por este paisaje de misterio
en el que tus más alabados atributos
(la salvaje misericordia y la compasión infinita,
la rectitud y la sabiduría)
parecen ser relegados y pisoteados
por los arrogantes poderes mundanos
y nos quedamos paralizados de indefensión.
Ayúdanos.

Que podamos recordarte y elevarte.
Que podamos reconocer tu rostro y celebrar tu belleza
en todas las cosas y en todas las personas,
en cualquier parte y para siempre.
AMÉN.

Introducción

Preliminares

Una fiesta secreta se celebra en un bosque silvestre, y tú estás invitada. Es una fiesta que se celebra desde hace miles de años. Sus anfitrionas son místicas procedentes de todas las ramas de la familia del alma: el hinduismo, el budismo, el taoísmo, el judaísmo, el cristianismo, el islam, y cualquiera de las formas que adopte la sabiduría indígena. Entre sus invitadas contamos con la presencia de cualquier persona cuyo corazón haya anhelado alguna vez la unión con el Amado y el alivio del sufrimiento de todos los seres vivos. Y esa persona eres TÚ.

La reunión es secreta, sencillamente porque la historia se ha encargado de demostrar que cuando las mujeres sabias se reúnen en público corren peligro mortal. Esas mujeres no temían a la muerte en sí, sino que más bien sentían en todos y cada uno de los poros de su piel que debían protegerse, porque sus conocimientos eran necesarios. Su amor y su claridad, y su belleza también, son necesarios, y lo son de un modo profundo y urgente. Por eso caminan disfrazadas, reparten invitaciones para asistir a la fiesta en las plazas públicas y esperan poder darnos la bienvenida cuando nos presentemos. Esperan con paciencia, pero con muchísima ilusión también.

Ven. Regocíjate con la misericordia de Quan Yin y la compasión de Tara, con el resplandor de Sofía y el cobijo de la Shejiná. Corta el pan de la valiente profeta, la Virgen María, y úntalo en los aceites especiados de Fátima, la hija sagrada. Empápate con embeleso de las canciones de la poetisa bajtí que entraba en éxtasis, Mirabai, y luego recupera la sobriedad con la rigurosa iluminación de santa Teresa de Ávila. Baila hasta reventar con la fiera diosa Kali y su majestuosa hermana Durga. Baja rodando el ilimitado valle del Tao. Refúgiate en las joyas de Buda-como-mujer, en el *dharma* tal y como lo enseñan las mujeres, en el *shanga* que reúne a un círculo de mujeres salvajes y acogedoras.

No tienes que ser mujer para cruzar esa verja. Los hombres también sois bienvenidos; lo único que tenéis que hacer es no empezar a mandar, a magrearnos los pechos, o a querer resolver nuestros problemas. Podéis saborear nuestra comida y bajarla con un trago de nuestro champán. Podéis pedirnos un baile, pero no pongáis mala cara si os rechazamos. Podéis estudiar nuestros textos, y ver si las preguntas que hacemos son provocativas. Podéis echaros sobre nuestro regazo y llorar si lo necesitáis. Os calmaremos, como siempre hemos hecho. Y luego os enviaremos de vuelta a la ciudad con los bolsillos llenos de semillas para que podáis plantarlas.

El secreto se ha desvelado. La fiesta está que se sale. Hay tanta alegría que es difícil de contener. El dolor se ha vuelto demasiado apremiante para ignorarlo. La tierra se ha abierto de par en par, y las mujeres salimos del escondrijo e invadimos las calles, ofreciendo nuestro sufrimiento con los brazos en alto, exigiendo justicia a los tiranos, apartando a empujones el patriarcado y poniendo en marcha un cambio de paradigma como el mundo nunca había visto antes.

Más allá de la religión

Las mujeres no siempre se sienten cómodas en el seno de las instituciones religiosas tradicionales; y eso es probablemente porque la estructura del edificio con que se han construido las religiones organizadas de este mundo y su mobiliario ha sido diseñada sobre todo por y para los hombres. Estas estructuras están hechas para encajar y sostener un paradigma que controlan los hombres. De todos modos, este arreglo que beneficia a los muchachos ya no descarta que las mujeres se sienten a la mesa si así lo desean. En todas las tradiciones de la fe, las mujeres son iniciadas, ordenadas y confirmadas como rabinos, *acharyas*, sacerdotes y sacerdotisas, ministras y *murshidas*, lamas y chamanas. Estamos cambiando el equilibrio de poder y reorganizando la conversación. Cada vez hay un número más creciente de hombres afianzados en sus posiciones de privilegio y autoridad que abdican voluntariamente y entregan su poder a las mujeres, que llaman a Dios «Ella» desde el púlpito y están sembrando el mundo académico de filósofas. La alienación de lo femenino les resulta tan obvio (y peligroso) como lo fue para las mujeres que históricamente fueron excluidas de los puestos de liderazgo.

A la mayoría, sin embargo, ni siquiera nos interesa que nos inviten a unirnos a la fraternidad. No se trata de que queramos irrumpir en las religiones dominadas por el hombre y recuperar lo que consideramos que es nuestro por derecho. No tenemos ningún deseo de cubrirnos con el manto del rey. Antes preferiríamos despojarnos de esas vestiduras y andar por ahí desnudas; substituir la corona de joyas por una corona de margaritas; alabarnos las unas a las otras por nuestra belleza y sabiduría, y encender hogueras para estar todas calentitas. Antes preferiríamos seguir en el anonimato que vernos ordenadas en tradiciones que no encajan con nuestras curvas.

Ahora bien, eso no significa que consideremos la religión una pérdida de tiempo. ¡Al contrario! Lo que vemos es que las grandes tradiciones sapienciales del mundo son como un gigantesco jardín del espíritu, y cada flor y cada arbusto, cada árbol y cada variedad de césped sembrado de flores es un único y glorioso ejemplo de la belleza del Amado. Como las abejas, libamos el néctar de todas las cosas. Polinizamos y contribuimos a propiciar y a defender una ecoesfera más fuerte y resistente. Y, como las abejas también, somos plenamente capaces de discernir entre el néctar de la vida y los nocivos deshechos. Sabemos mejor que nadie que no hay que beber ningún veneno. Las enseñanzas del amor y la compasión son nuestro néctar. Los mensajes que ensalzan la violencia y la convierten en lo otro son tóxicos. Recolectamos lo mejor de la cosecha y se lo devolvemos a la Abeja Reina, a la Fuente, que lo transforma en miel, en una dulce y dorada sustancia con la que nos nutrimos y alimentamos el mundo.

A pesar de que a la mayoría nos inspira desconfianza la jerarquía religiosa y nos sentimos alienadas por los dogmas religiosos, nos atrae profundamente la esencia de los caminos sapienciales de este mundo, y descubrimos el sabor de ese elixir en las enseñanzas de los místicos (sobre todo de las místicas) de todas las tradiciones espirituales. Si como mujer te has visto excluida de las instituciones religiosas establecidas, pero te has sentido iluminada ante la poesía extática de Mechthild de Magdeburgo o de Rabia de Basra, si te sientes inclinada a establecer una relación personal con Quan Yin o con Kali, quizá este libro sea para ti. Si tu corazón sabe abrirse tanto a los pies de la Mujer Búfalo Blanco como a los de Nuestra Señora de Guadalupe y encuentras tanta sabiduría en el Corán como en el Tao Te Ching, este viaje tras las huellas de las místicas por (y más allá) de los paisajes de las tradiciones espirituales de este mundo, sin duda, es tu viaje.

Para mi sorpresa

Creo que debería contaros cómo llegué hasta aquí; cómo llegué a inclinarme ante los altares de tantas y tan distintas casas sagradas (de todas, en realidad), y cómo terminé escribiendo este libro.

Primero os contaré lo que no sucedió. No empecé arropada por una única religión de la que al final me vi obligada a escapar. No soy una refugiada del judaísmo ancestral, y tampoco una católica en vías de recuperación. Mi familia no era evangelista, y tampoco caí presa de las garras de una secta. Ni siquiera me enseñaron a creer que una sola religión tenía todas las respuestas y que las demás estaban equivocadas (o, peor aún, que eran el instrumento del diablo). Nadie me dijo jamás que ardería en el infierno por practicar yoga o entonar los noventa y nueve nombres de Alá.

Al contrario, me criaron en la contracultura de la década de 1970, en el seno de una comunidad que valoraba la sabiduría de los distintos caminos espirituales, así como rechazaba los dogmas divisorios que hacían palidecer estos tesoros. Crecí expuesta a todas las vertientes principales del budismo, desde la vacuidad barrida por los vientos del Zen japonés hasta las distintas capas de lujuria que encierra el Vajrayana, el camino tántrico del budismo. En nuestra familia honrábamos a Jesús como a un gran rabino, y consultábamos el *I Ching*, el libro chino de la adivinación, cuando teníamos que tomar una decisión importante. En cualquier momento un *sadhu*, un sabio errante de la India, podía estar sentado a nuestra mesa de la cocina junto a un anciano indigente del Pueblo de Taos, de Nuevo México. Eso era lo normal.

Me atraía cualquiera de los aromas que emanaban del alimento espiritual. Luego la curiosidad se transformó en pasión, y más tarde la aderecé con estudios. Conocí, abracé y asimilé todas las grandes religiones del mundo, y descubrí que podía acomodarlas perfectamente entre sí sin que colisionaran y me crearan un conflicto interno. Me quedé muy sorprendida, por lo tanto, cuando al salir al mundo vi que no todos éramos así. Mi vida adulta ha consistido en intentar familiarizarme con este hecho perturbador y en hacer todo lo posible por mitigarlo.

Los hombres no son los malos de la película

Dado que el equilibrio entre lo masculino y lo femenino siempre se ha visto alterado en la historia de la humanidad, a las mujeres podría tentarles echar la culpa de todo a los hombres, desde la explotación sexual en el lugar de trabajo hasta la cerniente catástrofe climática, y proyectar toda nuestra ira a la mitad de nuestra especie, concretamente a la mitad masculina. Me esfuerzo mucho para intentar no caer en esta trampa. La sabiduría indígena, la psicología moderna y la experiencia que ha vivido la mayoría de los seres humanos nos han demostrado que en nuestra psique hay elementos masculinos y femeninos, y que la proporción varía según la etapa de nuestra vida y en función de cómo vayan cambiando las circunstancias.

Veo la sexualidad de un modo muy parecido a como veo la religión. A medida que la humanidad va evolucionando, muchos nos situamos en un abanico sexual que siempre fluye (mujeres que nos regimos a partir de determinados impulsos masculinos, por ejemplo, y hombres con una sensibilidad femenina muy pronunciada). El movimiento contemporáneo interespiritual también es la respuesta natural a la diversidad de expresiones humanas de lo sagrado. Confinarnos a una identidad sexual binaria (individuos que afirman ser masculinos o femeninos) o a una tribu religiosa exclusiva (cristianismo, budismo, wicca) ya no nos parece una posición válida a la mayoría.

Y, sin embargo, hay joyas en las grandes tradiciones espirituales del mundo que vale la pena preservar... Asimismo,

hay un elixir sanador en la experiencia femenina que históricamente se ha ido descartando y dejando al margen, y creo
que la familia humana ya está preparada para poder reclamarlo.
Por su énfasis en el valor de las relaciones, los sentimientos y
el empoderamiento mutuo por encima del éxito individual
y de los argumentos empíricos, creo en la energía sanadora de
lo femenino como en un fuego capaz de derretir el helado corazón del mundo, la destreza que volverá a tejer la red hecha
jirones de la interconexión.

El tapiz

Así es como he construido este libro: cada capítulo de *Misericordia salvaje* es un tapiz con las mejores cosas que he aprendido de mujeres sabias del pasado y del presente entremezcladas
de reflexiones y de anécdotas personales, y al final concluyo
proponiendo un ejercicio (que a veces, no siempre, es un tema
de redacción) con el que puedes integrar el tema en tu propia experiencia. Como a mí me gustan muchísimo los haiku,
empiezo cada capítulo con un poema de tres líneas escrito en
la estructura tradicional de cinco, siete y cinco sílabas, que
funciona como un destilado esencial del tema. Cada capítulo
se centra en una estación particular del viaje de sabiduría de
las mujeres, como caminar con el corazón partido o recorrer el
sendero de la autoexpresión creativa. Para iluminar cada uno
de los temas he elegido a místicas, diosas, maestras contem-

poráneas y exploradoras, entre muchos otros posibles casos. Podría haber incluido a otras personas, y haber permitido que la intimidad que me une a cada una de ellas guiara la mayor parte de mis elecciones.

Espero fervientemente que tú, como a mí me ha sucedido, descubras tu brillo en el luminoso espejo de estos seres llenos de sabiduría; que te identifiques con sus luchas y que sus descubrimientos te animen; que forjes relaciones vivas con ellas, porque son tus antepasadas y tus guías, que te inspire su poder, que encarnes sus cualidades esenciales. Rezo para que juntas demos la bienvenida al regreso de la sabiduría de las mujeres en el ámbito colectivo, para que esta pueda transformar la familia humana y sanar una tierra devastada.

Este libro es más que un libro; es una invitación. Hemos hecho una alfombra voladora para que nos lleve por la vida como místicas contemporáneas disfrazadas de personas normales (personas que sienten la llamada de volcarse hacia su interior y dar un paso adelante, de cultivar una vida contemplativa y ofrecer sus frutos como un servicio). Gracias a un grupo de mujeres sabias y salvajes, y de unas cuantas diosas, este camino está inundado de luz, aun cuando (y quizá sobre todo) nuestros ojos lo perciban como plagado de oscuridad.

Entra en el jardín
donde se diluyen los muros
y los árboles dan como flor
una vibrante quietud.

1. Volcarse hacia el interior: cultivar una vida contemplativa

Preliminares

La vida contemplativa fluye en un patrón circular: el asombro provoca la introspección, y esta, a su vez, apela al asombro.

Imagina que estás preparando la cena y que sales al huerto a cortar un poco de cebollino mientras la luna de la cosecha sale tras las lomas orientales. Es una luna llena y dorada, como esas embarazadas que irradian luz de su interior. No es posible aguantar tanta belleza. Con las tijeras en la mano y lágrimas en los ojos, te quedas sin respiración. Tu mirada es más dulce, y los límites de tu identidad individual se difuminan. Te ves absorbida por el mismo centro de la luna. Es algo natural, no podrías estar en ningún otro lugar. Pero las cebollas se están quemando, te vuelves, cortas las hierbas aromáticas y regresas a la casa. Terminas por remover la salsa y al final pones la mesa.

No era la primera vez que desaparecías en algo hermoso. Viviste la pálida línea que separa sujeto-objeto al sostener la mano de tu hija mientras ella daba a luz a tu nieto; al arrebujarte en la cama de tu amiga moribunda y cantarle el Hashkiveinu, la oración hebrea que te desea un sueño tranquilo; al abandonarte a los labios de tu amante. Te perdiste en el desamor, luego perdiste el deseo de recuperarte, y al final perdiste también el miedo a la muerte. Ya hace mucho que renunciaste a la necesidad de que haya un orden cósmico y al control personal. Y das la bienvenida al desconocimiento.

Por esa misma razón, en esos momentos que son normales y corrientes en apariencia, como cuando sale la luna y haces el amor, te desatas. Cayeron los velos. Todo rezuma una sacralidad inagotable. No fue eso lo que te enseñaron en la iglesia de tu infancia. Tu alma se ha ido formando bajo la forja de las pérdidas de la vida, ha sido galvanizada en el crisol de la comunidad, fertilizada por la lluvia de las relaciones, bendecida por tu intimidad con la Madre Tierra. Has entrevisto la faz de lo Divino en el lugar donde menos te lo esperabas.

Y por eso cultivas la práctica contemplativa. Cuanto más te vuelcas hacia tu interior, con intención, más abierta estás a lo sagrado. Cuando te sientas en silencio y vuelves tu mirada hacia el Misterio Sagrado al que llamaste Dios, el Misterio te sigue y te ubica en el mundo. Cuando caminas centrada con todo el propósito en la respiración y en el canto de los pájaros, tu respiración y el piar de los carboneros parecen un milagro. Cuando te comes un burrito con consciencia plena, la gratitud que sientes por cada paso que ha llevado a esa perfecta combinación de judías, queso y tortilla (desde el grano cultivado a la luz del sol, bajo la lluvia, hasta los temporeros que lo han cosechado), sientes el corazón henchido, y eso te vuelve proclive al agradecimiento.

Te sientas a meditar, no solo porque eso te ayuda a encontrar el reposo en los brazos del Amado informe, sino también porque tienes más posibilidades de sentirte aturdida por la belleza cuando regreses. Los encuentros con lo sagrado que surgen de cosas normales y corrientes te animan a cultivar la quietud y la simple conciencia. La meditación ayuda. En un mundo que está implorando que te distraigas, no es fácil llevar a cabo esta práctica. Sin embargo, sigues abierta a hacerlo; eres indómita; estás sedienta de maravillas.

La alfombra voladora de la práctica

Para las místicas, la vida contemplativa no consiste tanto en trascender las ilusiones de la existencia mundana o de conseguir un estado de perfecta ecuanimidad, sino en estar plenamente presente, en la medida de lo posible, ante las realidades de la experiencia humana. Al mostrar «lo que es», por muy prosaico o tedioso que sea, por muy fastidioso o vergonzoso que sea, «eso que es» empieza a revelarse como imbuido de santidad. ¿Cómo hacerle un hueco en nuestras vidas a esta clase de visión sagrada?

No te irá mal comprometerte a practicar con disciplina la meditación o la oración. Sentarte en silencio se convierte entonces en la alfombra voladora que te salva de tener que identificarte con todos esos pensamientos neuróticos que afloran a tu mente y todas esas distracciones emocionales que amenazan con llevársete de allí. Cuando creamos a propósito unos momentos para reverenciar o estar quietos en el día a día, practicamos mirar a través de los ojos del amor, y eso va mejorando, hasta que vemos amor en todas partes. Tu práctica puede consistir en sentarte sobre un cojín durante veinte minutos al día o en dar paseos en solitario y sin rumbo por la playa. Puede ser arrodillarte en una iglesia o en una mezquita, o sencillamente seguir el curso de tu respiración: inspirar y espirar con atención plena.

De los estados alterados a la mente desierta

Pasé unos 20 años practicando la meditación antes de poder iniciar el regreso al sendero contemplativo de lo femenino. Empecé mi búsqueda a los 14 años. Mi formación inicial estuvo marcada por el enfoque masculino: ¡a machacar el ego y a desconfiar del cuerpo! Mi objetivo era desapegarme del plano material y viajar a los reinos astrales, un enfoque que se alineaba con mi anhelo adolescente por todo lo trascendental. Fui una adolescente melodramática (quizá tú también lo fueras). Antes de empezar a estudiar de una manera formal y a practicar distintas técnicas de meditación, mi vida no solo había estado marcada por varias muertes significativas, incluidos los fallecimientos de mi hermano mayor y de mi primer novio, sino que además viví de manera espontánea la experiencia de los estados alterados de la conciencia (casi seguro desencadenadas por una dosis accidental de LSD que tomé en una fiesta cuando tenía 13 años), y todo eso me dejó desarraigada, sin aliento, aterrorizada.

Gestionaba mi vertiente melodramática con la poesía. Leía poesía. Escribía poemas. Componía melodías muy sencillas de tono menor y cantaba mis poemas en soledad junto al río Hondo, protegida por los sauces de hojas dentadas que había junto a mi casa de Taos, en Nuevo México, hasta que terminaba llorando. Dibujaba autorretratos abstractos de mi perfil en un cuaderno de dibujo y me representaba con unos ojos enormes y tristes, rasgo inequívoco de una profunda sabiduría. Era la candidata perfecta para que la embaucaran espiritualmente.

Y apareció un charlatán disfrazado de maestro que me convenció de que esos estados terriblemente disociativos eran la prueba de una inminente iluminación, y me dijo que lo único que necesitaba era alguien que cultivara en mí mi santidad y... ¡oh, sorpresa!, ¿quién, sino él iba a ser la persona más indicada para ese trabajo? Me animó a marcharme de casa y a mudarme a una comuna que había en las montañas donde él vivía, porque así podría orquestar mejor mi despertar. A pesar de que yo no había cumplido todavía los 15 años, mis padres accedieron. Era la década de 1970, el sumum del movimiento contracultural, y las estructuras sociales convencionales como la familia nuclear estaban en tela de juicio. Por otro lado, a mí me enardecía la idea de Dios, y mis padres (distraídos como estaban por sus propios enardecimientos) depositaron toda su confianza en mí.

Mi maestro solía venir a despertarme a la helada cabaña con techo a dos aguas donde vivía a las tres de la mañana («la hora de los santos y los maestros», según decía), y me llevaba a una pequeña celda de adobe para iniciarme en unos ejercicios respiratorios de yoga muy estrictos que me dejaban paralizada durante unos instantes. Luego me envolvía en una manta y me tenía abrazaba hasta que regresaba a mi cuerpo, toda temblorosa.

Meditaba. Meditaba por las mañanas antes de ir a la escuela y también por las noches, antes de cenar. Meditaba cuando me acostaba para dormir y cuando me despertaba de noche. Tenía visiones. Veía colores, oía una música extraña y recordaba vidas pasadas. Traspasé el velo de *maya*, que vuelve ilusorio todo lo que se puede experimentar con los sentidos. Y luego permití que mi maestro practicara el sexo conmigo, porque, según él, ese era un elemento crucial en mi liberación y, por lo tanto, en la liberación de todos los seres sensibles.

Como ya habrás visto, algunas de estas cosas fueron nefastas para mí. La más obvia fue el maltrato sexual, que tardé varios años de mi vida adulta en superar y por el que he ofrecido mi apoyo a mujeres y niñas que necesitaban reclamar la soberanía de sus cuerpos. Pero de lo que realmente quería hablar aquí es de que mientras me lavaban el cerebro para que entregara mi cuerpo a un hombre que no tenía derecho a beneficiarse de él, me estaban condicionando a considerar que el cuerpo era una ilusión de la que tenía que elevarme. La meditación era el billete que me llevaría a esta bendita trascendencia. Adoptando una postura determinada y cerrando los ojos, recurriendo a mantras y a visualizaciones, saqué mi pulgar espiritual viajé en autoestop a los confines del cosmos. Irrumpí en planos de la consciencia en los que me enfrentaba a toda índole de sucesos de naturaleza sobrenatural que me salían al paso, mientras mi problemático cuerpecillo mordía el polvo. Eso, a mi entender, era lo que implicaba ser espiritual.

Curarme de esos abusos no solo implicó escapar del maestro-charlatán, sino recuperar la santidad de mi cuerpo y encaminarme paso a paso hacia una manera más positiva de ver las cosas como ser femenino que soy. Este proyecto de recuperación se derramó en mi vida espiritual y permeó mi paisaje interior. Empecé a abandonar los estados alterados, a cambiar los deslumbrantes fenómenos paranormales por las bendiciones de «lo normal y corriente». Coqueteé con la posibilidad de habitar plenamente el momento presente, con la intención de explorar las cosas tal como son, y a mí misma tal y como soy. Empecé a buscar con instinto de curiosidad y simpatía. Mientras desarrollaba este método de atención plena, el impulso de estar presente me llevó más allá del cojín e hizo que me adentrara en el campo abierto de mi vida. Viví momentos en que veía todas las cosas con una mirada compasiva y sin temor: mi cocina, que estaba sucia; y la corrupción en la política; cambiar un pañal y cambiar una rueda; hacer el amor y reservar un billete de avión. Estos momentos fueron adquiriendo cada vez una mayor consistencia tras varias décadas de práctica.

No culpo a esa adolescente que fui por caer en la fantasía de que la vida espiritual consiste en trascender el cuerpo y, por consiguiente, en permitir que mi cuerpo fuera vulnerable a los abusos. Esa muchacha estaba en el camino correcto: hambrienta de verdades, sedienta de un amor que es tan grande como el universo, y preparada para todo. Era valiente, y era sabia también, pero confundió los fuegos artificiales con el sol.

Al final necesité marcharme al desierto y quedarme ahí sentada. Estuve sentada en silencio toda la noche, y así seguí, inmóvil durante todo el día, hasta que el paisaje dejó de revelarse como una tierra estéril y pareció repleto de vida. (¿Acaso no hacemos eso todos nosotros? ¿Acaso no necesitamos pasar un tiempo sumidos en la ignorancia bendita?).

No hay que tener miedo del vacío. Es en lo ilimitado donde encontramos lo real y reconocemos el rostro del Amor. Es en lo que no tiene fundamento donde encontramos el camino de regreso a casa. Cuando las ideologías religiosas y las prácticas espirituales que se les asocian empiezan a apartarnos de la vida en lugar de a conectarnos con el centro de nosotras mismas, ha llegado el momento de estar dispuestas a soltarlas, y a no tener ninguna prisa en substituirlas. Al contrario, podemos cambiar nuestro punto de atención y volver a depositarlo en lo normal y corriente, y bendecirlo con el don de nuestra atención plena. Y verás asombrada que desborda de luz sagrada.

La no dualidad

Es posible que, tal y como me ha pasado a mí, asocies la espiritualidad con el hecho de elevarte sobre la condición humana en lugar de encarnarla de manera consciente. Hemos enfrentado mente y cuerpo, elevado la abstracción por encima del compromiso. Hemos apostado por un sistema de creencias que nos acosa para que afirmemos la coidentidad esencial que mantenemos con lo Divino, aun cuando no la experimentemos de una manera subjetiva.

¿No es curioso que muchos de los que recorremos una senda espiritual en nuestros días hayamos tropezado con la trampa que dice que la devoción y el no dualismo son mutuamente excluyentes? ¡Los no dualistas se han vuelto rígidamente dualistas en este aspecto! Consideramos que el impulso devoto es un engaño, y establecemos que la conciencia absoluta tiene el rango de verdad absoluta.

Pero me parece que ahora me he quedado contigo. Permíteme que te ponga al día y te proponga algunas definiciones que funcionan. *El no dualismo*, conocido también como la no dualidad, es la creencia (sí, la creencia, como opuesta al hecho) de que la realidad última es indivisible, «que no hay dos». Date cuenta de que no se afirma que todo sea uno, sino que simplemente se da por sentado que en un estado de conciencia despierta todas las distinciones entre sujeto y objeto no existen; son trascendidas. No existe un «yo» opuesto a «los demás». Cualquier concepto de nosotros mismos como un ente separado de Dios se disuelve en el cielo abierto de la conciencia pura. Precioso, ¿no?, pero ¿por qué los no dualistas tienen que faltarle al respeto a los devotos?

El prejuicio que sigo viendo (sobre todo entre lo que yo llamo la gente neo-advaita vedanta, y que voy a intentar exponer aquí) dice así: la conciencia no dual es superior a la experiencia devota porque la devoción conlleva la creencia ingenua de que estamos separados del objeto de nuestro deseo (sea el Amor, sea Dios). El no dualismo capta la broma cósmica y sabe que es imposible estar separado del que amamos porque solo existe una realidad última, y nosotros formamos parte de ella. De todo ello se sigue que la devoción es una inclinación inmadura que surge de impulsos emocionales sublimados. En cambio, el no dualismo es un signo de madurez espiritual, y debería ser el objetivo de toda práctica espiritual (sin dirigirnos hacia ningún objetivo en concreto, por supuesto, porque eso sería dualista).

Este argumento no es justo; y no es femenino. Y con eso quiero decir que si lo femenino nos habla de la encarnación y la materialización (que es lo que yo defiendo en este libro), se queda directamente en el reino de las formas. Y en las formas existe tanto la separación como la unidad. Tenemos cadenas montañosas y píceas azules, ciudades interiores y bares de mala muerte, ancianos turistas blancos y feministas radicales negras. Tenemos a adolescentes en las cárceles mientras sus madres los echan de menos, viudas dolientes y maridos que coquetean, personas a quienes la práctica de la meditación las insta a ponerse al servicio de los marginados y personas a las que todo eso les importa un bledo. En este mundo hay una multiplicidad gloriosa y desordenada. A veces sentimos que Dios está muy lejos, y por eso anhelamos su presencia; no porque creamos que Dios y el yo estén separados en último término existencialmente, sino porque aquí, en nuestra realidad relativa, nuestras almas anhelan regresar al lugar de donde proceden: al amor absoluto.

Por esa razón, cuando nos involucramos en prácticas devotas como entonar los nombres de lo Divino en cualquiera de las lenguas sagradas del mundo o en hacer ofrendas a Cristo, a Krishna o a Quan Yin, abrimos el corazón, y los corazones son infinitos. Ahí es donde despertamos a la verdad esencial del no hay dos. Y eso no es un -*ismo*; es una realidad vivida, germinada en la tierra rica y oscura de nuestra experiencia devota, poblada de formas. En lugar de servir de obstáculo para la conciencia indiferenciada, la devoción se convierte en el camino que la mística Juliana de Norwich llamó «el ser uno». La postura del «son dos» (el insignificante yo que languidece por lo divino) se convierte en el trampolín que nos lanza hacia el infinito paisaje del no son dos. Y esta experiencia de unidad con el Todo (que, por naturaleza, suele ser efímera) llena nuestros corazones y nos insta a dedicarnos de nuevo a nosotros mismos.

Nunca he sentido que el sublime silencio de lo informe se contraponga al anhelo y la alabanza de Dios. A mi entender, somos seres lo suficientemente grandes para sintetizar estos atributos en apariencia opuestos y convertirlos en una tercera verdad firme y plena de vida. No es preciso que nos adhiramos a un dogma en particular (ni siquiera lo necesitan esas personas que parecen especialmente iluminadas) para ser guiados de nuevo a casa, a lo divino. La mayoría de los místicos que adoro han vivido un híbrido de experiencias y visiones similares de lo devoto y lo no dual. Quizá tú formes parte de esta rama de exploradores. Comprometámonos a seguir una práctica, e incluso inventémosla, que sintamos que se alinea con nuestra propia sensibilidad espiritual. Confiemos en el conocimiento innato de nuestras almas, lancémonos al misterio. Practiquemos en diversos espacios, con distintas comunidades y también solos, y permitamos que nuestros límites se fundan con el Uno. Y luego, volvamos a abrir nuestros corazones cuando recordemos la insoportable belleza de la invisible faz del Amado.

Quizá la verdad más profunda que existe sea que todos somos seres interespirituales.

Teresa de Ávila

No está la cosa en pensar mucho,
si no en amar mucho, y así lo que más os
despertare a amar, eso haced.

TERESA DE ÁVILA

Me gusta pensar que todas estamos rodeadas por un anillo invisible de antepasadas que nos aman, anillo que conforman nuestras madres y nuestras abuelas y bisabuelas, además de otras mujeres sabias que ya no viven y a las que honramos como mentoras, tanto si las hemos conocido en carne y hueso como si no. Además, también noto la presencia de diosas que guían nuestros pasos con sus historias, junto con la de innumerables seres invisibles que es posible que nunca sepamos que están aquí con nosotros. Deja que te presente a la que considero mi «santa matrona»: Teresa de Ávila. Investiga en sus obras maestras (que yo tuve el privilegio de traducir a un inglés contemporáneo que fuera accesible), como *Castillo interior* y *El libro de la vida*, y comprueba a ver si ella también se instala en tu propio santuario interior.

Teresa es el luminoso ejemplo de una naturaleza devota que se combina con la vívida experiencia de los estados no duales.

En otra palabras, el suyo es el paradigma de la existencia interespiritual. Nacida en la turbulenta época de la Inquisición española, Teresa fue una judía conversa de primera generación proveniente de una familia que tuvo la buena fortuna de poder comprar el salvoconducto que evitaba el exilio, y el coraje de hacer todos los pasos necesarios para convertirse al cristianismo. Sin embargo, cuando el padre de Teresa era todavía un muchacho, su padre fue acusado de practicar en secreto las tradiciones judías ancestrales, y eso repercutió en la familia, que fue avergonzada en público. En realidad, los rituales judíos se ofician sobre todo en casa, y son las mujeres quienes los presiden; por eso, con toda probabilidad, debió de ser la abuela de Teresa quien oficiaría la liturgia. A lo mejor se atrevió a encender las velas del Sábat y a dar la bienvenida a la novia del Sábat, el espíritu del Sábat, y a bendecir a los niños; sin embargo, toda la familia cargó con el muerto. Durante siete viernes los sacaron a rastras de la casa y los obligaron a desfilar por las calles de Toledo para arrodillarse ante todos los santuarios católicos de la ciudad mientras eran objeto de las amonestaciones de los prelados de la Iglesia y de los escupitajos y los insultos antisemitas con que los increpaban los ciudadanos de a pie.

El padre de Teresa decidió que sus propios hijos no sufrieran jamás la humillación que él vivió en carne propia. Dio la espalda al judaísmo y abogó por que su hogar fuera católico y devoto. Cuando Teresa nació, en 1515, el único atisbo de experiencia religiosa que la muchacha vivió, tanto en la cultura española en general como en su traumatizada familia, fue el cristianismo, porque hablar de cualquier otra opción era arriesgarse a ser castigado o a encontrar la muerte. Apenas habían transcurrido unos años desde la gran expulsión de judíos y musulmanes en 1492, y la fragancia del judaísmo y del islam todavía se percibía en el mismo aire que respiraban los españoles católicos. Quizá esa sea la razón de que la prosa de Teresa se vea salpicada del impulso judío de discutir todas las cosas, y de hablar sobre todo de Dios; y de que la poesía de su protegido, Juan de la Cruz, esté plagada de imágenes de jardines y de vino, como bien vemos en el sufismo, la rama mística del islam.

Teresa creció manteniendo una relación ambivalente con la Iglesia. Amaba a Cristo, pero le daba recelo el cristianismo. Tanto si fue consciente como si no de sus propias raíces judías y del auténtico peligro que representaban para ella, parece que sí percibió la pesada mano de la Iglesia institucionalizada como un impedimento para poder vivir su experiencia de fe. ¿Por qué, debía de preguntarse Teresa, la intimidad con el Amado debía postergarse a un segundo lugar, tras una especie de lealtad corporativa? A pesar de declararse fiel hija de la Iglesia hasta el día de su muerte, sentía indiferencia ante la vacuidad espiritual de algunas de sus costumbres.

Cuando Teresa tenía 12 años, su madre, que tenía treinta y tres, murió en el parto al dar a luz a su noveno hijo, y Teresa se refugió en la Virgen María. Cultivó esta relación con la Santa Madre a lo largo de toda su vida, pero esta conexión no convirtió a la chica por arte de magia, ni la volvió sumisa y apacible. Todavía no había cumplido los dieciséis y Teresa ya andaba metida en líos. Terminó viéndose envuelta en un escándalo tan grande que su padre la envió a un convento para que «la educaran» (es decir, para que «la controlaran»). En sus escritos, Teresa nunca aclaró cuál había sido su transgresión. ¿Había perdido la virginidad? ¿Paseó sin carabina por el jardín con un muchacho? ¿La pillaron besando a una chica? Lo único que sabemos es que al castigarla enviándola a vivir con las monjas, el padre de Teresa apostó por que su obstinada hija templara sus instintos y aprendiera los recursos que toda mujer había de tener para volver a casa y comenzar a llevar una vida respetable, casarse con el caballero apropiado y tener hijos.

Al principio, Teresa, acostumbrada a un nivel inusual de libertad porque su hogar no estaba regido por una madre, se negó a acatar la normas y las restricciones de la vida religiosa. De natural gregario y hablador, la asfixiaban el silencio y la soledad impuestas. Sin embargo, y poco a poco, su psique pareció tranquilizarse, y su sistema nervioso se calmó. Empezó a refugiarse en su tanda diaria de oración contemplativa, y convirtió en un oasis secreto el intervalo de silencio que se daba entre las distintas liturgias vocálicas.

Por eso, el acto subversivo de Teresa, su acto de rebelión, fue de muy distinta índole. Teresa informó a su padre de que deseaba irse a vivir a un convento, a aquel mismo convento al cual su padre la había exiliado, y tomar los votos para hacerse monja. Su padre, que tantos sufrimientos había padecido, no se lo esperaba, e intentó hablar con ella para que cambiara de idea. Cualquiera que la conociera (e incluso la misma Teresa) pensaba que estaba claro que esa muchacha no encajaba con la vida monástica. Y así fue, sin duda: Teresa estuvo languideciendo durante 20 años por haberse autoimpuesto el aislamiento de ese mundo al que tanto amaba. No podía adaptarse a una realidad tan insignificante y reglamentada. Y al final, al cabo de un par de décadas, creó otra nueva realidad. Desde dentro; sin embargo, primero tuvo que sufrir una conversión radical del corazón.

Abriendo compuertas

Cuando a Teresa le faltaban pocos años para cumplir los cuarenta, el Amado finalmente le salió al encuentro, y vivió con Él una historia de amor que transfiguraría su vida. Un día, mientras paseaba por los pasillos del convento, se fijó en una estatua del Cristo flagelado que habían dejado apoyada en una columna, con sus ataduras y su corona de espinas. Estaban preparando una celebración, y alguien había dejado la imagen apoyada contra un muro. Molesta ante el hecho, Teresa se inclinó con la intención de cogerla y llevarla a un lugar más apropiado. Y entonces posó la mirada en el Cristo doliente, y clavó sus ojos en los ojos de Él.

Se quedó arrebatada al ver su semblante: una mezcla de dolor desgarrador y amor incondicional, de vulnerabilidad e intimidad. El corazón de Teresa se llenó de un gozo desbordante, la liberó de su exilio en el desierto religioso y la catapultó al jardín de la conexión mística. La mujer cayó postrada sobre el suelo de piedra, soltó todas las lágrimas que había estado reteniendo durante toda su vida y se disculpó con su Amado por haberlo descuidado prometiéndole que siempre recordaría este gran amor. De hecho, y fiel a su naturaleza desafiante, Teresa se negó a levantarse hasta que Él le asegurara que nunca le permitiría olvidar el amor tan profundo que le inspiraba. Cristo prestó atención a lo que le pedía Teresa. Su amor fue la llama que la mantuvo animada hasta el día de su muerte, un cáliz de vino siempre desbordante que nunca cesó de emborracharla.

Esta «segunda conversión» de Teresa en el pasillo del convento provocó que fuera propensa a experimentar estados de éxtasis; pero esa tendencia al embeleso la equilibraba con su deseo a prestar servicio. Quería que todos (sobre todo las mujeres) tuvieran acceso a una conexión directa con lo divino en el interior del santuario de sus propias almas. Teresa fundó un movimiento reformista llamado de las Carmelitas Descalzas para honrar su compromiso con los valores contemplativos de la simplicidad voluntaria, la quietud solitaria y la intimidad con el Amado en incesante plegaria.

Cuando Teresa cumplió 52 años conoció al joven y brillante místico que llegaría a cobrar fama con el nombre de Juan de la Cruz, otro miembro de la tribu híbrida no dual/devota de la que anteriormente he hablado. Con su encanto y elocuencia características, Teresa persuadió a Juan de que se asociara a ella y fundaran juntos varias comunidades contemplativas por toda España. La pareja sufrió persecuciones a causa de su denuedo. Cuando Juan cumplió 29 años, un grupo de hermanos carmelitas de tendencia moderada (la institucionalizada) irrumpió en su dormitorio en medio de la noche para secuestrarlo. Se lo llevaron a un lejano monasterio situado en las colinas, a las afueras de Toledo, y lo encerraron en una diminuta y pútrida celda que en sus tiempos había sido una letrina. Allí permaneció Juan durante nueve meses.

El horrible encarcelamiento de Juan fue el catalizador que inició su descenso espiritual a las tinieblas más profundas, y eso, paradójicamente, lo condujo a un manantial de luz. De esa luminiscencia inesperada Juan bebió hasta saciarse. Sin ningún lugar donde esconderse del dolor que le causaba la traición de los de su propia estirpe, y sintiéndose abandonado por el Dios al que amaba, Juan fue transformándose paulatinamente. Su realidad interior se convirtió en un estado de desnudez espiritual de naturaleza extática, y allí fue donde experimentó la unión con el Amado, el objeto del anhelo más profundo de su corazón. Esta transformación dio origen a las enseñanzas por las que Juan de la Cruz es famoso, lo que llamó «la noche oscura del alma», así como a una poesía inigualable.

Mientras tanto, Teresa se sumergía en un período de visiones, voces, raptos y éxtasis incesantes, que a menudo la sorprendían en lugares públicos, como en la capilla del convento, o bien durante la celebración de una misa... ¡en la que llegó a levitar! Estos episodios tan espectaculares llamaron la atención de la Inquisición española; y eso, unido a su sangre impura, contaminada por el judaísmo bastante reciente de su familia, fue excusa suficiente para empezar a investigarla. Exigieron a la monja, que ya tenía sus años, que documentara todos los fenómenos espirituales que había experimentado, hasta donde le alcanzara la memoria, para que pudieran determinar si ese patrón indicaba que sufría delirios causados por el diablo, o confirmaba lo que ella contaba, que estaba bendecida por la divina presencia. Si podían demostrar que Teresa había sido presa del espíritu del mal, podrían justificar el cierre de la reforma que la religiosa dirigía. Sin embargo, Teresa cautivó tanto a los inquisidores con su ingenio y perspicacia que estos terminaron bendiciendo su proyecto disidente muy a su pesar.

No son dos

Veo a Juan y a Teresa como una especie de cinta de Möbius, cuyos extremos se curvan hasta tocar el otro. A pesar de que ambos ejemplifican esta danza amorosa no dual y dual a la vez, su personalidad los llevó a expresar las cosas de distinta manera, y la diferencia de género parece haber influido en sus experiencias distintivas. El comportamiento externo de Juan se caracterizaba por la reticencia, la quietud y la invisibilidad. Por dentro, Juan ardía en llamas con el anhelo apasionado de quien desea unirse con el Amado, resuelto a escapar de los conceptos y de la casa de los sentidos para reunirse con el Amado en una cita secreta en el jardín. Por fuera, Teresa era teatral, emocional y extrovertida; pero su vida interior estaba impregnada de la dulce paz de sentirse acompañada por ese Uno al que ella amaba.

Digamos que el camino de Teresa es el camino de lo femenino. Habitaba y encarnaba plenamente su vida. Para Teresa, fundirse con Dios significaba volcarse hacia el interior y seguir la fragancia del amor que conducía al centro de su propio ser, el lugar en que el Amado moraba. Desde ese lugar él la llamó, y desde ahí mismo le dio la bienvenida a casa. Teresa encontraba rastros de su presencia allí donde iba. Esta es la trayectoria que Teresa describe con tanta pericia en su guía para el desarrollo espiritual, *Castillo interior*. Su espiritualidad es cristocéntrica. Jesús es la forma que conecta a Teresa con lo informe. El espacio donde se reúne con su dios es íntimo, como el útero materno, y profundamente personal. La convención que existía entre los místicos españoles de referirse a Dios como el Amado masculino (Él) y al alma como a la amante femenina (ella) refleja el erotismo terrenal de esta relación.

Como ya hemos visto, la mayoría de las grandes religiones de este mundo han tendido a poner de relieve que el cuerpo y las distracciones corpóreas deben trascenderse. Y no es algo de extrañar, porque históricamente quienes administraron esa idea fueron hombres decididos a conquistar sus apegos corporales para ser dignos del divino encuentro. Mientras tanto, metidas en la cocina, las mujeres eran las que transmitían el núcleo mismo de la religión, las que encendían velas, cantaban oraciones, limpiaban los deshechos de un parto y bañaban a los muertos. «Dios –según se conoce que declaró Teresa– vive entre cacerolas y sartenes».

Como descubrió una querida tía mía en su madurez, Teresa se ha convertido en mi heroína, en mi confidente, en el modelo que hay que seguir para vivir una vida comprometida con pasión en la que las fronteras entre la inmanencia y la trascendencia desaparecen y la contemplación y la acción devienen inseparables. Pero no siempre consideré a Teresa de Ávila una aliada; de hecho, la primera vez que me salió al encuentro intenté evitarla. Parecía interponerse entre mí y el objeto de mi amor, san Juan de la Cruz, cuya queda luminosidad yo siempre había adorado. Para Juan, la unión era cuestión de «ascender por una escalera secreta disfrazado» para salir de este mundo relativo y llegar a un lugar en el que «todos mis sentidos suspendía», como declara en su propia obra de arte *La noche oscura del alma*.

Sin embargo, ahí estaba Teresa, haciéndole sombra con su fuego ardoroso. Mientras que Juan, de una manera tan masculina, desaparecía en el interior de la solitaria cueva de las colinas que había cerca del monasterio de Segovia para meditar sobre la Nada (la Sagrada Vacuidad), Teresa atravesaba el paisaje castellano fundando conventos y subvirtiendo la autoridad. Para Juan, la unión con Dios consistía en desmantelar, desmontar y deconstruir todas las formas corporales y conceptuales en una búsqueda apasionada de aquello que es informe y que subyace más allá del reino de los sentidos y del intelecto. Para Teresa, la unión consistía en abrazar todas y cada una de las partículas de la inevitable Realidad Última como si todas ellas estuvieran imbuidas, como si rebosaran y se desbordaran de divinidad.

Yo solía pensar que estas distintas maneras de considerar al Todopoderoso eran mutuamente excluyentes. La espiritualidad desértica de Juan. La calidez terrenal de Teresa. Al final resultó que son idénticas. La práctica de Juan de descansar en la vacuidad alimentó el fuego de la adoración. Su pasión por Dios no tiene parangón en el canon literario de las religiones de todas las épocas. El impulso de Teresa de rezar y de alabar la condujo a un estado de no dualidad bendito. Para ella, la forma más elevada de oración era lo que llamaba «La oración del silencio», por la que el alma sencillamente descansa en la presencia del «Sagrado Amigo» y cualquier traza de separación entre ambos se difumina. Cuando reconocí que ambos enfoques (el dual y el no dual, el devoto y el asceta) se toleraban mutuamente y convivían con toda comodidad en mi propia alma, desaparecieron las discrepancias significativas que yo veía en estos dos místicos españoles.

En términos de devoción, el amante (el alma) y el Amado (lo divino) empiezan siendo uno. El amante es víctima del engaño de la separación, pero al final el amante y el Amado recuperan la unicidad. El anhelo del alma conduce a la unión divina. En términos de no dualidad, el amante y el Amado nunca fueron dos; siempre fueron uno, y siempre lo serán. La tarea del alma sencillamente es *recordar*.

Encontrar nuestro reino femenino interior

La teología de la interioridad de Teresa de Ávila fue revolucionaria. Teresa vio que el alma del ser humano está diseñada como una especie de reinado femenino (un «castillo interior» magnífico) con unas habitaciones ligeramente redondeadas que conducían al interior, a un centro luminoso habitado por el Amor mismo. Es un reino bendito destinado a cada uno de nosotros. Teresa de Ávila nos invita radicalmente a abandonar nuestros reproches de orden moral, a evitar los dogmas, a despojarnos de la capa de las ideas preconcebidas y a precipitarnos desnudas en los brazos del Amado. La intimidad que descubrimos entonces nos inspira a cosechar los frutos del amor y a alimentar al mundo hambriento.

En su visión del alma como un castillo interior, Teresa identifica que hay siete estaciones en el viaje hacia la divina unión usando la analogía de las siete moradas primigenias que existen en el interior del palacio. Los espacios exteriores representan el inicio de nuestro viaje de regreso a casa. La luz de lo divino es leve al principio, y su voz, débil. Pero tanto el resplandor como la canción de Dios aumentan su claridad y volumen cuanto más nos acercamos al centro.

Las primeras estaciones tratan de la disciplina y la humildad; es donde cultivamos intencionadamente el autoconocimiento. Practicamos la plegaria contemplativa como una manera de acercarnos más al Amado. Quizá no siempre se vea o se sienta en la oscuridad. Es como dormir de noche junto a otra persona, nos dice Teresa. No necesitas una prueba visual ni táctil para saber que esa presencia está allí. De hecho, sería de locos pensar que ha desaparecido solo porque no la vemos. Si escuchas, oirás su aliento. Consuélate con su proximidad.

A medida que transcurre el viaje, va adquiriendo velocidad. Hemos conocido al que amamos. Nos hemos enamorado perdidamente. El amor ha sido recíproco. La fecha de la boda está concertada. Estamos impacientes por consumarlo. Desafiamos todas las convenciones y tomamos el sendero más directo hacia la unión, aunque esa ruta no aparezca en ningún mapa. ¿Quién va a tener la paciencia de consultar un mapa? Prescindimos de todos los consejos y nos zambullimos en lo salvaje. Nos replegamos hacia nuestro interior.

La vida contemplativa es un tapiz de intención y rendición, de salir a buscar y de soltar, de quietud y de euforia, de lo formado y lo que es informe. Es devoto y no dual. Se basa en nuestra conexión con la Tierra y nuestra interconexión con todos los seres. Y además también consiste en ciertos momentos de rapto ante los fenómenos más normales y corrientes en los que nuestra experiencia encarnada en particular se funde de manera indistinta con Todo Lo Que Es. Esta es la danza de lo masculino y lo femenino, que se atraen entre sí desde el epicentro del ADN de nuestra alma exigiendo la reunificación y la totalidad.

El jardín de la plegaria

Teresa compara el cultivo de la vida contemplativa con el cuidado de un jardín. En *Vida*, se entusiasma al dar con la analogía de las «cuatro fuentes de la oración». La primera fuente de la oración es el esfuerzo en el trabajo. Caminamos hacia el pozo, bajamos un cubo hasta lo más hondo y luego lo subimos. El agua va cayendo al balancearse el cubo, y perdemos la mitad de su contenido. Luego cargamos con él por el patio hasta llegar al jardín, y allí derramamos con cuidado su contenido en la tierra mientras imploramos que las semillas germinen. Esto equivale a fomentar con nuestra intención la disciplina de la práctica contemplativa.

La segunda fuente de la oración sigue requiriendo un esfuerzo, pero ahí contamos con cierto apoyo. Damos vueltas a la manivela que acciona la rueda del molino para extraer agua del río. El agua se canaliza por un acueducto de cuidada ingeniería, atraviesa una boquilla y se recoge en una vasija ya preparada un poco más lejos. El agua llega salpicando con ruido y dándose importancia. Seguimos meditando. Y en ciertos momentos tenemos una percepción interior.

La tercera fuente de oración es más directa que la anterior. A través de un entramado de zanjas de irrigación (sistema diseñado por los moros de la España medieval) sencillamente levantamos una palanca de madera y el agua fluye de la acequia madre hacia cada uno de los canales, nutre los tiernos brotes de las plantas y empapa la tierra que los rodea. Nos abandonamos a unos estados más profundos de silencio.

La cuarta y, de lejos, más eficaz fuente de oración es la lluvia. Y la lluvia es la gracia. Esta no puede ser forzada ni redirigida, no podemos engatusarla ni negociar con ella. La lluvia es un don del Espíritu. Nuestra única tarea es recibirla y elevar nuestras manos al cielo en son de plegaria. Nuestra identidad individual se diluye, y recordamos que ya somos uno en el Uno, que siempre lo hemos sido y siempre lo seremos.

Las guerreras espirituales

La vida contemplativa no es para los tímidos. Da miedo quedarte en silencio, y requiere valor estarse quieto. No podemos esperar que alguien se quede anclado en el campo de batalla de su propia mente sin ir armado con la espada de la verdad incondicional en una mano y la espada del amor incondicional en la otra. Y, sin embargo, el viaje interior tampoco es un viaje destinado a la élite. No es necesario pasar por sofisticadas iniciaciones ni matricularse en seminarios carísimos para obtener acceso a un lugar en el que podamos encontrarnos con la Realidad y decirle sí. Cuando nos volcamos hacia nuestro interior, y analizamos el momento presente con paciencia y perspicacia, nos convertimos en una playa en la que la ola del amor puede romper y transformar la topografía del alma. Mi amiga Miranda Macpherson llama a esta experiencia que fluye hacia dentro «el néctar», y así invoca su dulzura y, a su vez, su carácter nutridor.

Miranda vivió un despertar espontáneo sentada en la cueva del gran maestro del siglo xx de Advaita Vedanta (no dualismo) Ramana Maharsi (1879-1950), en la India. Hacía años que mi amiga se dedicaba a impartir cursos de meditación contemplativa en grupo. Era una guía espiritual que impartía enseñanzas a otros guías espirituales. Su especialidad eran los ejercicios de devoción interespiritual, como las visualizaciones guiadas y los cánticos, y se nutría con las enseñanzas sapienciales de todas las grandes tradiciones del mundo. El núcleo del enfoque de Miranda era la oración (devoción), y los distintos métodos que usaba para rezar al Uno henchían su corazón e influían en la manera en que sus alumnos se elevaban. Lo difícil era no quedarte enganchada a estos dulces encuentros con la realidad del amor.

Sin embargo, la rebosante vasija espiritual en la que Miranda tanto confiaba un día se vació en la cueva. Miranda oyó la voz de Ramana (a pesar de que el maestro había abandonado su cuerpo hacía décadas). «Permanece quieta –dijo él–. No seas nada. No hagas nada. No tengas nada. No seas nada. No renuncies a nada. Descansa en Dios». En ese momento, y sin dudarlo, Miranda se rindió. Se liberó del rico contenido de su vida espiritual y abandonó las enseñanzas sublimes que había estudiado. Al iniciarse en el vacío no dual, todos sus años de meditaciones y de rezos, de cánticos y visualizaciones, pasaron, y Miranda se sumió en el núcleo mismo del misterio. Este inquietante descenso a la carencia de fundamentos espirituales y conceptuales duró varios meses, y su vida anterior se desplegó con él. Miranda se marchó del centro que había fundado en Londres y comenzó para ella un período de relativo aislamiento en California.

Un día, mientras Miranda corría por los bosques, un cántico hindú le salió de golpe de las entrañas en forma de canción: *Sri*

Ram Jai Ram Jai Jai Ram Om. El fluir de esa sagrada tonada cogió a Miranda por sorpresa. No cantaba música devota desde hacía muchos meses. Era incapaz de comprometerse con las prácticas dualistas que en el pasado fueron tan fundamentales en su vida. Ahora, la energía amorosa fluía libremente en el espacio socavado de su alma.

«Sentí en el corazón como una explosión de luz y de amor y de extáticas oraciones –me contó Miranda–. En ese momento me di cuenta de que Eso alababa a Eso que yo llevaba en el corazón. Como dicen los sufíes: "Es el mismo amor del Amado el que ama al Amado que hay en mí". Y ese día la oración, la devoción y los cánticos volvieron a mi vida, pero no como un método para ir a un lugar en concreto». Al contrario, Miranda describe este flujo de adoración como una recirculación natural de ese néctar de gracia, que es nuestra auténtica naturaleza.

Cuando cantamos música sacra, nos sentamos junto a un manantial de amor en movimiento que nos limpia y nos deja sumidos en un estado de sagrado silencio. El éxtasis desaparece y se transforma en quietud. El sagrado-ella se alaba a sí misma y permanece en silencio. Y en ese silencio podríamos sucumbir para siempre.

Gate Gate Paragate Parasamgate Bodhi Svaha! Esta es la gran bendición budista que aparece al final del Sutra del Corazón, y que se conoce como la *Prajña-paramita* (que es la encarnación de lo divino femenino, por cierto). «Ir, ir, ir más allá, ir mucho más allá. ¡Salve al que va!».

La profundización

Para cultivar la vida contemplativa, te propongo que te comprometas a realizar el siguiente ejercicio: siéntate a meditar cada día, durante treinta días. Si ya lo estás haciendo con regularidad o lo hiciste en el pasado, prueba un método distinto y mira si eso revitaliza tu experiencia contemplativa. Si pruebas la meditación por primera vez, te animo a que contemples algunas de las técnicas tradicionales que enumero a continuación. Es mejor aprender estos métodos bajo la instrucción de un maestro o de un practicante con experiencia. Solo con seguir el intervalo de la inspiración y espiración mientras estás sentada, con los ojos cerrados o con la mirada levemente desviada hacia abajo, tu vida puede cambiar.

Observa, mientras lo estés haciendo, si te sientes más atraída por las prácticas devocionales o por una práctica de absorción total. ¿Dónde se encuentra más a gusto tu corazón? ¿Se encuentra a gusto con ambas cosas? Prueba con distintos métodos (aunque no te limites a ellos):

- Mindfulness (secular)
- *Vipassana*, o meditación interior
- *Metta*, o la amabilidad del amor
- Tonglen
- Zazen
- Plegaria para centrarse
- Lectio Divina
- Dhikr
- Visualización

Lleva un diario de tus experiencias que dé cuenta de tu viaje.

El amor que mora,
el pan, el vino, la luz de las velas,
todo pertenece.

2. Soltar las cargas: observar el sagrado Sábat

Preliminares

Ven. Ven aquí. Tómate unos momentos y deja a un lado esa lista que estabas escribiendo en rotulador fluorescente. Esa lista que convierte las tareas cotidianas en urgencias. Entradas como «pon abono en las orquídeas» terminan convirtiéndose en «Si no pongo el abono antes de las 11 de mañana, los bosques pluviales se secarán y será por culpa mía». O bien: «Tengo que renovar la póliza del seguro del coche, no vaya a ser que tenga un accidente y todos mueran». O incluso: «Tengo una amiga a la que acaban de hacerle una biopsia de pecho, el cuñado de un amigo mío le pega a su hermana, mi tía acaba de perder su empleo en la sinfónica y mi sobrino se está planteando el divorcio… Tengo que llamarlos a todos; tengo que dedicarles una hora a cada uno de ellos, y darles algún consejo que los consuele».

Mete todas esas cargas que llevas en el corazón dentro de un cesto. Ponlo a los pies de la Virgen y dile a Ella: «Cógelo tú, Santa Madre, porque yo no puedo cargar ni un minuto más con toda esta porquería». Y luego siéntate en su ancho regazo y acurrúcate en su amplio pecho hasta

adormilarte. Cuando te despiertes, el cesto seguirá allí,
pero la mitad de su contenido habrá desaparecido y la otra
mitad habrá recobrado la forma y el tamaño originales. Ya
no tendrá el aspecto de algo catastrófico, épico, crónico
y tóxico. La Santa Madre limpiará todo eso a fondo y
lo dejará bien ordenado. Tomará tus compulsiones y las
transformará, pero solo si se las ofreces de buen grado.

Ella viene con unas alas de luz

¿Por qué no?

¿Por qué no fingimos por ahora que el Absoluto (el Gran
Misterio, el Fundamento del Ser) a veces se expresa en el cuerpo de una mujer? Fingir que Dios es un hombre no funciona en
la amplia mayoría de la familia humana, por no hablar de las
comunidades animales y vegetales, o del aire y de las aguas.

En la tradición judía (que no es precisamente conocida por
su historia feminista), el día más sagrado de todos (más sagrado
que las Altas Fiestas judías) es el Sábat, y es un día femenino:
sí, el Sábat en sí mismo es un ser femenino. Se llama la Shejiná,
y encarna las energías de Malkah, la Reina, y Kallah, la novia.
Es la Santa Madre, la Hermana favorita y la Amiga íntima. Es la
Amada. En la tradición hermana del judaísmo, el cristianismo,
ella es Sofía, la Sagrada Sabiduría.

Con mi círculo de amigos (en el que incluyo a esos miembros de mi familia que me permitieron seguir adelante con todo
esto), nos reservamos los viernes por la noche para recibir el

Sábat. Siguiendo la tradición de nuestros antepasados judíos, imagino que una mujer hermosa entra volando por las ventanas con unas alas de luz, y que penetra en nuestros corazones hasta saturarlos. Se llama Shejiná, y ella nos «devuelve el alma». Necesitamos esa dosis extra de sustancia espiritual que ella nos aporta para poder navegar por el tan sagrado territorio del Sábat.

Shabbat es la palabra hebrea que designa el Sábat. Los que proceden de familias askenazíes, como yo misma y la mayoría de judíos americanos y europeos, están más familiarizados con la versión yidis: el Shabbos. Yo no aprendí el Shaboos de mi familia judía. A mí me transmitió el Sábat el difunto rabino Zalman Schachter-Shalomi en la Fundación Lama, la originaria comunidad interespiritual situada en las montañas del norte de Nuevo México donde el Sábat se estuvo celebrando todos los viernes desde que el rabino Zalman nos lo enseñara a pricipios de la década de 1980. Este es el modelo al que recurro cuando celebro el Sábat yo sola en casa, o con las distintas comunidades que visito cuando viajo para enseñar métodos interespirituales. Con los años, la práctica comunitaria del Sábat en Lama se ha transformado en algo que es tan solo vagamente judío, pero que bebe de la esencia contemplativa de los rituales antiguos y la adapta para conciliar la sed espiritual y la conciencia de religión organizada que caracteriza a nuestros tiempos.

La ceremonia consta de tres partes: la bendición de la luz de las velas, la bendición del vino y la bendición del pan.

En nuestra comunidad, seguimos una costumbre por la cual las mujeres (portadoras y guardianas de los tesoros espirituales) encienden las velas del Sábat. Una vela representa chesed (la bondad amorosa) y la otra, *gevurah* (el discernimiento gracias a la sabiduría). A medida que vamos encendiendo las velas, nos tapamos los ojos, y así dirigimos nuestra mirada hacia el interior. «Bendito seas, Bendito sea nuestro Señor, poder del universo, que nos santificas con tus mandamientos y nos invitas a encender las velas del Shabbos». Y entonces, integrando la sabiduría indígena de honrar a la tierra y al cielo, giramos en las cuatro direcciones, empezando por el norte y terminando por el oeste, elevando los brazos al cielo y llamando a la Shejiná: «Bienvenida seas». Después de invocar en todas las direcciones, nos llevamos las manos al corazón y permanecemos quietas.

La morada

La Shejiná es la femenina presencia de lo divino que mora en nosotros. Según las enseñanzas más antiguas, vive en el exilio toda la semana, y el día del Sábat regresa a casa. Nuestra tarea es recibirla. Su tarea es despertarnos a lo que es real (el Amor) y a lo que somos (Amor). Necesitamos representar este ritual una y otra vez, una semana tras otra. Perdonamos y recordamos sin cesar. De hecho, podríamos considerar todas las prácticas espirituales, todos los rituales y ceremonias artes creativas, campanas diseñadas para despertarnos del letargo de la separación.

Nadie termina de darme una buena respuesta cuando pregunto por qué se envió al exilio a la Shejiná, pero creo que tiene que ver con la encarnación, y con el modelo religioso masculino. Como ya hemos visto, las grandes religiones de este mundo parecen haberse convencido de que el propósito de la vida en este mundo es trascenderlo, incluido el cuerpo (sobre todo el cuerpo femenino). En cambio, la Shejiná trata de la inmanencia, e infunde de gloria a la materia y al espíritu. Representa el resquebrajamiento del Uno en el bendito pandemonio de lo plural. Se vierte y se derrama inundando Todo lo Que Es. Es ilimitada e incontrolable. Y eso no es nada bueno para la estructura de poder predominante, cuyo trabajo es contener y legislar, porque la Shejiná es subversiva.

Y por eso está relacionada con haber errado el tiro (que es la definición literal de la palabra «pecado»). Se dice en algunos escritos rabínicos que cuando Adán y Eva se atrevieron a comer del fruto del árbol del bien y el mal, la Shejiná se marchó de la creación. Otros sugieren que cuando los humanos se olvidaron de la verdad del Dios único y empezaron a actuar de mala fe, el Todopoderoso los expulsó al desierto, y que ella se marchó para acompañarlos. Las dos narraciones nos hablan de separación. Y ese es el verdadero significado del pecado: la separación de Dios (o la ilusión de la separación de Dios, porque lo que es Uno no puede ser dividido). Cuando tratamos la multiplicidad como un problema y decimos que la unidad es la solución, equiparamos la encarnación al mal. No me extraña que los rabinos expulsaran a la Shejiná.

No quiero cargarme la Unicidad. De hecho, como ya dije en el capítulo anterior, me he pasado la vida metida en la danza perpetua del anhelo y la unión, inclinada bajo el peso del anhelo por el Amado y elevándome al plano informe del divino abrazo. Como mi homónima Mirabai, la poetisa bajtí del siglo XVI, no percibo esta danza del amor como una enfermedad que deba curarse, sino más bien como una oportunidad para festejar la terrible belleza de la condición humana. El fuego de nuestro deseo funde los límites que nos apartan de la fuente, y resurgimos volviendo a casa. «Para la gota de lluvia, la alegría es entrar en el río», dice el poeta sufí Ghalib.

Ella convierte la uva en vino

Y eso nos lleva a la segunda de las tres oraciones del Sábat: la *kiddush*, la bendición del vino. El cáliz vacío de la *kiddush* es el símbolo del corazón que llora clamando a Dios. El vino es la respuesta cuántica del amor que se precipita hacia nosotros y nos llena desbordándolo todo. Resulta que (como cuentan todas las tradiciones) el Todopoderoso anhela la unión con nosotros con el mismo ardor (¡e incluso más!) con que nosotros deseamos la unión con el mismo Todopoderoso. Lo único que necesitamos es elevar nuestra vasija vacía y nos saciaremos al instante. El día del Sábat llenamos el cáliz de vino hasta el borde, para que caiga sobre el platillo que hemos puesto debajo, se derrame sobre el mantel y nos manchemos las manos. El amor divino es complicado y juguetón; es embriagador.

Y el amor tiene que compartirse. Nos vamos pasando el cáliz de la *kiddush*. Tomamos un sorbo y nos decimos unos a otros: «Shabbat Shalom» (que la paz de los ángeles se asiente en tu corazón; que se derrame por todo el mundo). «Bendito seas, Bendito sea nuestro Dios que saca fruto de la viña». Es decir, que las uvas se conviertan en una poción mágica que te libre de la tiranía de la cabeza y te devuelva a la soberanía del corazón.

El Sábat consiste en reclamar el poder del anhelo de amar. Como la novia del Cantar de los Cantares de Salomón (el curiosamente sensual libro de la Torá, en el Antiguo Testamento), nos levantamos de la cama y, desaliñados y acuciados por la necesidad, nos precipitamos hacia las calles y las plazas ensombrecidas buscando al Uno que nos cautivó y luego nos abandonó.

Este lenguaje amoroso no es patrimonio exclusivo del judaísmo; lo vemos en el poema épico hindú el *Gita Govinda*, donde Radha, la amante divina por excelencia, disfrazada de pastora, y Krishna, el Señor del Amor de azulada piel que atrae a las doncellas con la canción de su flauta celestial, entrelazan su ansiedad íntima con el éxtasis conyugal. Lo vemos también en la antigua historia sufí de Layla y Majnun, en la que Majnun se vuelve loco al no ver su amor correspondido y se quita la vida, y luego, cuando Layla se entera de su muerte, muere de un ataque al corazón. Lo vemos también en el misticismo nupcial del cristianismo, en que el alma se funde con lo divino en una unión íntima que difumina la distinción entre sujeto y objeto. También aparece en la historia de Brígida de Irlanda, la guardiana de las novias, cuya triple naturaleza mezcla a las diosas del mundo celta con una santa cristiana y figura popular reverenciada por su capacidad amorosa de transformar las tareas cotidianas en realidades sagradas. Y también lo reflejan las innumerables comunidades indígenas que dieron a dos montañas gemelas el nombre de dos amantes legendarios separados en esta vida y reunidos en el más allá.

Esta tensión dinámica pervive en el interior de cada uno de nosotros, tanto si estamos en contacto con ella como si no. El deseo que arde en el mismo seno de nuestras relaciones íntimas refleja el impulso universal hacia la unión. Se encuentra en la raíz misma del hambre insaciable que tenemos de amar y ser amados.

La buena noticia es que en este día santo del Sábat, el amante y el Amado se han reunido. La novia regresa del exilio, y el novio desciende de su ensimismamiento trascendental. El cielo y la tierra se reúnen y se funden. Los aspectos masculino y femenino de la divinidad se unifican, y la realidad vuelve a ser total. Este melodrama cósmico se despliega en el escenario de nuestras propias almas. Brilla en la llama de la vela y rebosa del cáliz de la *kiddush*.

Ella nos alimenta con su cuerpo

Ha llegado el momento de trocear el pan. Como una novia tímida, el *challah*, un pan blando y trenzado hecho de huevos, aceite y una cucharada de miel, permanece oculto a la vista, tapado, hasta que se haya bendecido el vino. Ahora le quitamos el paño que lo cubría y posamos las manos sobre la barra trenzada (en casa teníamos fama envolver un par de galletas crujientes de arroz con el trapo bordado de la *challah*, o *pretzels*, por si nos daba un antojo). «Bendito seas, Bendito sea nuestro Señor, que nos trae el pan de la tierra». Troceamos el *challah* y lo vamos ofreciendo en nombre de la abundancia de la Madre Tierra.

La Tierra, ¡ay la Tierra...! Quizá hayamos olvidado que pertenecemos a ella. Este ritual del Sábat está diseñado para que lo recordemos. San Francisco la llamó «Nuestra hermana, la Madre Tierra». El día del Sábat renovamos nuestros votos para conectar con ella y protegerla, para honrarla y adorarla, para tratarla como si fuera de la familia.

Tras la ceremonia del viernes por la noche, y durante todo el día del sábado, hasta que se pone el sol, hay que estar con la Shejiná y alejar de nosotros cualquier otra distracción.

Tengo la gran fortuna de vivir en el desierto alto, rodeada de un parque natural. Cuando estoy en casa, cosa que sucede entre viaje y viaje, camino cada día a los pies de la colina que hay detrás de nuestra casa. No importa que la nieve me llegue hasta los muslos, que el viento me arranque con un golpe seco la capucha de la cabeza, o que el sol me abrase la piel del rostro, que yo cojo a mis perros, Lola y Ruby, y salimos al monte. El día del Sábat, la fuerte determinación con que me planteo mi habitual paseo por el campo se convierte en un lánguido encuentro con el cuerpo de la Madre. Camino más lenta para recordar que quiero alabarla a cada paso que doy. La acaricio con mi aliento. Le doy las gracias. Puede que esté recorriendo los mismos senderos que recorro durante «un día normal», pero durante el Sábat salgo a pasear, como dice el pueblo diné, (conocido también con el nombre de navajo) «por el camino de la Belleza».

En el judaísmo, el *mitzvah* más elevado (que es tanto una bendición como un mandamiento) es hacer el amor con tu cónyuge el día del Sábat. Por eso, en algún momento entre el viernes por la noche y el sábado por la tarde, hay que ir al encuentro de nuestro amado. Puede ser un humano, la persona con la que estemos casadas, con la que estemos manteniendo una relación, o alguien cuyo corazón nos abra tanto el nuestro que nos obligue a desvestirnos para que se fundan nuestros cuerpos. También puede ser nuestro Amado, que nos atrae y seduce con la melodía de una flauta invisible, y que el día del Sábat podemos seguir hacia su misma fuente, como quien recorre un afluente hasta llegar a la desembocadura marítima. El día del Sábat es el momento de redescubrir en nuestro amado la encarnación de nuestro viaje de vuelta a casa.

En el mejor de los casos, la sabiduría judía afirma que el cuerpo es sagrado y que la conexión con la Tierra es santa. La comida, el sexo, el arte y la belleza son la prueba de la amorosa presencia de una divinidad amante que, el día del Sábat, se revela a sí misma como la Shejiná: la que mora en nuestro interior, la que es inmanente y accesible.

Ella se demora un poco

El Sábat consiste en descansar, en soltar las cargas, en desengancharnos de las obsesiones de nuestra lista de quehaceres… El día del Sábat, dijo el activista espiritual y rabino del siglo xx Abraham Joshua Heschel, construimos un templo en el momento justo y nos refugiamos en él. «Durante seis días a la semana vivimos sometidos a la tiranía de todo lo que ocupa este espacio; el día del Sábat intentamos sintonizarnos con lo sagrado en el momento adecuado. Es un día en el que se nos llama a compartir lo que es eterno… y a apartarnos del producto de la creación y centrarnos en el misterio de la creación; a ir del mundo de la creación a la creación del mundo».

Eve Ilsen, la viuda del rabino Zalman, me habló de la feminidad que es inherente a este período de «no hacer nada». Lo hemos preparado todo concienzudamente, hemos hecho la comida con antelación para tener menos trabajo el día del Sábat. Es un momento especialmente receptivo, femenino en su quintaesencia, sensual y fecundo. El Sábat es el momento del zigoto espiritual, dice Eve, que es la fusión del ADN de los principios femenino y masculino del universo, de la forma y de lo informe, de la tierra y del cielo. «Un óvulo que no haya recibido esperma tan solo es un óvulo».

Para mí, el Sábat es tanto una práctica contemplativa como un acto de justicia social y medioambiental. Es contemplativo porque tomarnos un día de Sábat en nuestras vidas cotidianas es sinónimo de dejar que surja lo que surja, a cada momento, prestando la máxima atención y disponibilidad. El día de Shabbos, desenchufo los aparatos electrónicos y rompo con mi adicción a las comunicaciones. Se me acumulan los mensajes, pero no por eso me cae el cielo encima. Cuando doy fe de los abundantes frutos que se obtienen observando esta costumbre, muchos amigos y estudiantes se toman el trabajo de explicarme con paciencia que están demasiado ocupados (es decir, que «son demasiado importantes») para reservarse un día entero a la semana. Que no pueden permitírselo. Que son muchas las obligaciones que llaman a las puertas de su vida... Que tienen demasiados correos electrónicos, mensajes de texto y post de Instagram para contestar... ¡y que hay que hacerlo inmediatamente! Reservarse un espacio es como si uno se abandonara a la pereza, parece aburrido y, además, parece que atraiga el peligro.

Así me sentía yo. Encendía las velas el viernes, daba la bienvenida a la Shejiná... y aún no había llegado el sábado por la mañana que ya estaba cayendo en la vieja trampa de intentar gobernar el mundo. Respetar la sacralidad del día del Sábat me enseñó que no puedo permitirme no acatar el Sábat. Y el universo entonces expande con su infinita gracia ese espacio de tiempo para que yo pueda llevar a cabo mi práctica y favorecer mi descanso.

Lograr que el día del Sábat sea sagrado también puede ser un acto revolucionario. Practicado como un ejercicio de simplicidad voluntaria, puede socavar el capitalismo. Desde que se pone el sol el viernes hasta que vuelve a ponerse el sábado, intento no gastar dinero, no quemar combustibles fósiles, ni contribuir de manera alguna a fomentar el patrón excesivamente consumista en el que nos hemos criado endurecidos los privilegiados blancos del mundo occidental. Estoy empeñada en reducir mis emisiones de carbono. Enfoco este día de la celebración del Sábat como la manera de dejar de alimentar la máquina del comercio responsable de torpedear la vida de los marginados y de causar terribles sufrimientos. La Shejiná me abre los ojos para que pueda oír el llanto del mundo.

Ella regresa al exilio

¿Cómo pudo abandonarnos ella? El Sábat es como una cata del *Olam haBa*, «el mundo venidero» en hebreo. Ella es tan deliciosa y dulce, bendita y sublime, que no podemos soportar separarnos de ella el sábado, cuando se pone el sol. Y por eso el Todopoderoso, según se dice, con su infinita y femenina gracia, nos garantiza no las consabidas veinticuatro horas, sino veinticinco. Se nos da una hora extra para acostumbrarnos al hecho de que debemos volver al mundo del trabajo y del consumo, de la producción y la manipulación. Y no es que todas esas cosas sean malas de manera inherente, sino que más bien tienden a apartarnos de ella y, por lo tanto, de la interconexión que sentimos con Todo Lo que Es.

También existe un ritual para eso. Se llama *havdalah*. Cuando concluye el Sábat, volvemos a reunirnos para bendecir el vino. Y luego, olemos el contenido de una caja de fragantes especias para no desmayarnos del dolor que nos causa que el Sábat se haya terminado y la Shejiná vuelva al exilio. A continuación, encendemos una vela especial en forma de trenza que simboliza que el tiempo sagrado y el tiempo ordinario están entrelazados. Las dos llamas se funden en una sola. Para terminar, compartimos el vino santificado y guardamos unas gotas para apagar la llama. Y, con añoranza, despedimos a la Shejiná.

El Sábat es armonía. Es recuperar el equilibrio: el equilibrio que existe entre los aspectos masculino y femenino de nuestras propias almas y el equilibrio de poder que debe darse entre las mujeres y los hombres. Consiste en construir una comunidad y recordar que dependemos los unos de los otros y de la Tierra misma, que debemos ser responsables de nuestros hábitos de consumo y permitirnos descansar y recargar pilas. El Sábat pretende que forjemos una relación directa con la Shejiná, con el rostro femenino de Dios; pretende que encontremos la manera de refugiarnos en sus brazos.

Sin embargo, su época de exilio ya ha terminado. No es preciso que sigamos despidiéndonos. Se nos llama a filas para que reinstauremos lo femenino en el lugar que le corresponde en nuestras vidas, en nuestras relaciones, así como en toda la creación. Ella pertenece a este mundo, y ha llegado el momento de festejar su presencia, de extraer fuerza de ella, de beber de su consuelo, y de dejarnos guiar por ella para que podamos arreglar el mundo.

Para profundizar

Considera la idea de reservar un día normal y corriente (un día a la semana, un día al mes o un fin de semana) para dedicarlo a celebrar el Sábat. No te estoy diciendo que tengas que seguir la tradición judía del Sábat, que empieza encendiendo unas velas el viernes por la noche y termina con el *havdalah* el sábado, cuando se pone el sol. Elige tu propia franja horaria y busca la manera de lograr que tu Sábat sea sagrado. Lo importante es que cultives con regularidad la práctica de dejar a un lado las preocupaciones cotidianas y de permitirte descansar.

Lee, escribe poesía, colorea un libro de ilustraciones, ve a dar una vuelta por el campo, prepara una comida fantástica para dar de comer a tus seres queridos… Lo que sea, cualquier cosa que te reconecte con tu alma. Anota tus experiencias en un diario para que puedas reflexionar sobre los dones que surgen cuando abres la puerta al reposo profundo y a la atención amorosa por el momento. (Si eliges ponerte a escribir, consulta la «Guía para la práctica de la escritura», que encontrarás en la página 325).

El corazón abre las puertas de par en par.
De una seca rama brotan flores.
La luz a raudales entra.

3. Abrirse: la alquimia del deseo

Preliminares

Hasta ahora, esta encarnación ha estado sembrada de pérdidas, de decepciones y angustias. Seres queridos que murieron prematuramente cuando parecían estar a punto de cruzar el umbral que lleva a una vida hermosa e interesante y, en cambio, la abandonaron. Graves diagnósticos de salud, de esos que cambian la manera en que te mueves por el mundo, te relacionas con la comida y te ves a ti misma. Historias de amor que aun conteniendo todas las semillas de la alegría, se marchitaron ante tus ojos. Unas manos sobre tu cuerpo sin ningún derecho a tocarte que te hicieron desconfiar de esas otras manos que sí habrías deseado ver sobre tu piel. Traiciones de colegas del trabajo o de tus primos, quiebras financieras, adicciones que te quitan la fuerza.

Cuando te embargas del dolor de tus pérdidas, detectas la presencia de un ascua ardiente que creías extinguida desde hacía años. Y, sin embargo, ahí está, fragante, caliente. Si soplaras, incluso prendería la llama. El anhelo. El anhelo de Dios. Ni siquiera crees ya en Dios. No crees en esa entidad personificada que sabe por descontado cuáles son tus deseos para darte luego un solemne bofetón. Y, sin embargo, este anhelo ardiente nunca ha desaparecido del todo. En ese estado, abierta de par en par, recuerdas lo que se siente al verte separada del Uno, al querer la unión, al desearla con cada fibra de tu ser. Este anhelo te confunde, y no sabes lo que hacer con él, y te lo callas.

Al principio, no reconocerás el resplandor que se oculta bajo tanta oscuridad como se ha cernido sobre ti. El sufrimiento, el anhelo. No contarás con los recursos necesarios para traducir el secreto que plantó el letrero de *Bienvenido a casa* en el desolado paisaje de tu alma; te parecerá haber leído *Prohibido el paso*. Si alguien te dijera que tus pérdidas fueron lo que te llevó a embarcar en la travesía a través del mar del *samsara*, el sufrimiento de lo ilusorio, hacia la tierra del Nirvana, la bendición del despertar, no le creerías. E incluso aunque veinte personas (o cien) te dijeran que este dolor es una bendición, tampoco les creerías (más bien te entrarían ganas de pegarles). Pensarás que lo estás haciendo todo mal, que tu sufrimiento no te redime, que es un trastorno, y que es extraño. Nada espiritual.

El descubrimiento del sistema radicular restaurador que hay bajo tu arruinada vida vendrá luego, durante la inevitable primavera, cuando los pequeños brotes verdes del músculo de la compasión se abran paso bajo la tierra quemada y se expandan, den brotes, y luego flores, y se propaguen. Comerás, porque tendrás hambre. Y luego darás de comer al mundo, porque no serás capaz de resistir el impulso de compartir la abundancia.

El llanto de la separación

Escucha la flauta de caña, el cuento que narra,
la canción de la separación:
desde que me cortaron del juncal,
mi lamento ha causado el llanto en hombres y mujeres.
Quiero un corazón roto y abierto al anhelo
para poder compartir el dolor de este amor.
Quien haya sido separado de su fuente
anhela regresar a ese estado de unión.

Rumi

A veces parece que cuanto más devastados estamos es cuando la infinita gracia de Dios llega en toda su plenitud. La pérdida es un fuego que consume todo lo foráneo, incluidas nuestras creencias más queridas. Debemos despojarnos de todo lo que opinamos al respecto si esperamos tener un encuentro puro con la verdad del amor divino. Nuestra aniquilación es condición tanto necesaria como suficiente para vivir el privilegio de la unión con la fuente del amor divino.

No fui yo quien inventó el sistema.

Yo habría diseñado las cosas de otra manera.

De todos modos, lo que sí propongo es que cambiemos el enfoque familiar y machista de la retribución por el marco más femenino de la compasión. Nuestros seres queridos no fallecieron para que nosotros fuéramos llamados a despertar. Nuestros matrimonios no ardieron entre las llamas por nuestros pequeños e insignificantes apegos. No soportamos el maltrato sexual y la opresión institucional en nombre de nuestros prejuicios dualistas.

Las desgracias existen.

Todo eso forma parte de la condición humana. La encarnación implica separarse de lo que uno ama, y otras veces implica tener que soportar cosas que haríamos lo que fuera para poder escapar de ellas. Eso fue lo que nos enseñó el Buda. Pero él también nos enseñó que aunque buscáramos por todo el mundo, no encontraríamos ni a una sola persona (ni a un solo ser) que no estuviera obligado a bailar esta danza del apego y la repulsión. Solo mostrándonos abiertos a tener un pleno encuentro con la realidad descubrimos nuestra totalidad oculta, que, por supuesto, siempre estuvo presente.

La semilla de mostaza

Este tema me ha hecho recordar una historia. Explica que podemos refugiarnos en la experiencia humana, y que esa es una verdad que tiene fuerza, tiene poder. Quizá ya la conozcas, pero como pasa con todas las buenas historias, nunca pierde vigencia ni relevancia. Voy a contártela a mi manera.

Había una vez una madre muy joven que vivió en los tiempos del Buda. Se llamaba Kisa Gotami. Kisa enloqueció de dolor cuando murió su hijo, y recorría las calles del pueblo desesperada, implorándole a todo el que se cruzaba con ella que le diera algún remedio que pudiera devolverle la vida a su hijo.

Pero la muerte no tiene remedio.

Sus vecinos fueron muy compasivos con ella, pero no sabían cómo podía conseguirse esa poción mágica. Si lo hubieran sabido, sus seres amados seguirían vivos, y sus muertos seguían estando muertos.

Un día uno le aconsejó a Kisa que peregrinara a las tierras donde vivía el Buda y le pidiera que le devolviera la vida a su hijo. Y ella siguió el consejo. Cargando con el cuerpo de su hijo en brazos, Kisa se encaminó hacia el bosque donde el Iluminado enseñaba el *Dharma*. Cuando la desconsolada joven irrumpió en el calvero donde el maestro estaba y se postró ante sus pies, el Buda interrumpió su discurso y la escuchó con suma atención.

«Por favor, Grande entre los Grandes, la gente me ha dicho que tú puedes devolverle la vida a mi hijo».

Al Buda se le llenaron los ojos de lágrimas (como solía sucederle cada vez que contemplaba el sufrimiento del mundo). Cerró los párpados, y así permaneció durante un rato. «Haz lo que te digo –le dijo él, volviendo a abrir los ojos–. Regresa a tu pueblo, y cuando llegues, ve a pedir una semilla de mostaza a todas esas casas donde no haya entrado la muerte. Con esas semillas te prepararé un remedio que le devolverá la vida a tu hijo».

Muda de asombro, Kisa, con su hijo cargado al hombro, trasladó el peso de su cuerpecillo al otro y se fue corriendo al pueblo. Llamó a todas las puertas. Pero en todas las casas, quien le abría se veía en la obligación de reconocer que, aunque

le habría encantado poder ayudarla, no cumplía con el requisito
que había impuesto el Buda. En sus casas también había muerto
algún ser querido.

Cuando Kisa llamó a la última puerta de la última casa situada a las afueras del pueblo, y tras enterarse de que los habitantes de esa casa también habían sido tocados por la mano de
la muerte, notó que su resquebrajado corazón se rompía y abría
de par en par. Dejó el cuerpo de su hijo en el suelo, a un lado, y
se postró sobre la tierra. Lloró, con un llanto desconsolado. Se
rasgó el sari y se arañó los pechos. Y al final, agotada, se quedó
inmóvil. Y entonces comprendió. Lo que nos rompe el corazón
es eso mismo que nos conecta a todos: la exquisita impermanencia del mundo fenoménico; el deseo de que lo que amamos
se conserve idéntico para siempre; y el deseo de aquello que
no podemos soportar que desaparezca para no regresar jamás.
Kisa comprendió que no sentiríamos dolor si no amásemos, y
que el amor vale la pena, aunque duela. Y entendió que aun
sabiendo que la pérdida es inevitable, no dudaría en volver a
amar una y otra vez, a amar con los ojos bien abiertos, con el
corazón bien abierto, de par en par, y con una mente tan presente y espaciosa como el horizonte.

La aceptación, como Kisa comprendió, no significa que no
nos importen nada las desgracias. ¡Claro que nos importan!
Tienen que importarnos. Ese importarnos es lo que nos salva
de la mentira de que este mundo no es nada real, salvo algo
ilusorio que debe trascenderse. Ese importarnos nos vincula al
mundo, y es el crisol donde se cocina el elixir de la misericor-

dia. La aceptación significa vivir las cosas tal y como son, sin volverles la espalda y sin intentar modelarlas a nuestro antojo. Y eso hace posible que de nuestro sufrimiento surja una ofrenda de amor; eso es lo que bendice la tierra, y convierte toda la tierra en tierra sagrada.

Kisa Gotami enterró a su hijo y regresó a la arboleda del Buda. Se convirtió en una de las discípulas más amadas e iluminadas del maestro. A diferencia de la mayoría de sus colegas, el Buda aceptaba que las mujeres formaran parte de su alumnado. No solo las creía tan capaces como a los hombres de alcanzar la liberación, sino que quizá nos viera especialmente diseñadas para caminar por la Gran Senda, porque nuestras dos alas de bondad-amorosa y de discernimiento en la sabiduría estaban especialmente equilibradas. Podemos elevarnos y volar, y podemos aterrizar sanas y salvas. Sabemos cómo penetrar en lo más profundo de todo sufrimiento y aguantar ahí hasta que el dolor cede y se anuncia el despertar.

Exige el anhelo

Siempre me ha dejado atónita cuánto se parece la pérdida al anhelo. El sufrimiento nos despoja del apego a las cosas que en realidad no importan (cómo se me ve el trasero embutida en los tejanos, por ejemplo, o si a mi trabajo se le está dando el reconocimiento que a mí me gustaría). El sufrimiento reordena nuestras prioridades, reconfigura nuestros valores. El sufrimiento acaba con las tonterías y las sustituye por el vacío. Por favor, te ruego que no confundas aquí este vacío con la carencia. El clásico concepto budista de *sunyata* en realidad se parece más a «lo ilimitado». Al menos así es como lo denomina mi amiga Joan Halifax, una *roshi* (sacerdotisa) Zen.

Es este espacio sagrado lo que la mayoría de tecnologías espirituales, orquestadas durante milenios a lo largo y a lo ancho de todo el abanico religioso, ha intentado desvelar. La desnudez del alma. Con las vestiduras de nuestros habituales apegos amontonadas en el suelo, junto a nuestros pies, y con el yo hecho pedazos es como podemos avanzar hacia los brazos del Amado.

Y eso suele ser lo último que se nos ocurre en momentos así. Cuando estamos sufriendo, no nos interesa la unión extática. Suspiramos por que nuestro hijo pequeño vuelva a cobrar vida. Nos duele en el alma que nuestro excónyuge ame a otra persona y deseamos que vuelva a amarnos a nosotras. Queremos desesperadamente que ese análisis de sangre dé un falso positivo para poder seguir con nuestras vidas tal y como eran, y para poder seguir escalando montañas y salvando el mundo. De hecho, sería monstruoso aconsejarle a alguien que ha sufrido una pérdida reciente que considere que tendrá la oportunidad de consumar su anhelo y hacer el amor con lo Divino.

Solo de una manera gradual y con ternura podremos empezar a respirar en el roto espacio del dolor y a captar la fragancia de lo sagrado que desprende la brisa de nuestro abandono. Poco a poco, cuando nos hayamos cansado de intentar reparar nuestra ruptura, alcanzaremos a ver lo que sigue intacto y subyace a la catástrofe de nuestra pérdida. Sabremos ver que la pesada atmósfera que reina en el ambiente cuando un ser querido está moribundo es muy parecida a la atmósfera tensa que se siente al nacer un bebé. El dolor por los seres queridos que han fallecido, o por un estilo de vida que ha terminado, ocupa un lugar en el corazón muy parecido al lugar donde se asienta el anhelo espiritual.

Estas tierras limítrofes entre la vida y la muerte están impregnadas de belleza. Aquí es donde nos hallamos más próximos a nuestra fuente, que es el amor. Es como si el ardor de nuestro duelo se convirtiera en un catalizador que restaurara la conexión rota del alma con lo divino. El dolor puede abrir la puerta al deseo sagrado, que a su vez nos conduce a los brazos de aquello por lo que suspiramos.

Parece que a los místicos no les dé vergüenza contradecirse a diestro y siniestro. Proclaman alegremente que curarse del dolor es algo que forma parte del dolor mismo, y que el llanto que nos provoca la añoranza es el suspiro de la fusión. Y eso es porque el camino de lo místico reconcilia proposiciones contradictorias (como puedan ser el sufrimiento que nos causa el dolor y el asombro más extremo) y nos bendice otorgándonos una mayor capacidad de negociar con la ambigüedad, de atesorar la vulnerabilidad y celebrar la paradoja como si fuera la verdad última. Si nos decantamos por la angustia que nos provoca el sufrimiento y nos ablanda el dolor de haber perdido a nuestros seres queridos, o el dolor de lamentar que hayan quedado temas pendientes entre nosotros, podemos reconocer que la presencia de lo sagrado está embebiendo el ámbito del corazón. En lugar de apartar de nosotros las sensaciones desagradables que nos hacen anhelar lo que hemos perdido (o lo que quizá nunca tuvimos, pero añoramos de todas formas), ¿por qué no dejamos que nuestros corazones se rompan para abrirse de par en par?

La cultura occidental moderna nos condiciona a apartarnos de ese precipicio lo más rápidamente posible. Se nos condiciona a ver la muerte y el doloroso anhelo como problemas que hay que solucionar en lugar de como paisajes sagrados que deben ser reverenciados. Se nos anima a medicar el sufrimiento, a tratar la pérdida como un trastorno que necesita una solución rápida, a satisfacer nuestro anhelo lo más rápidamente posible. Incluso puede que nos sintamos obligados a recurrir a un sinfín de métodos espirituales, desde meditar hasta caer en trance hasta conjurar «el poder del pensamiento positivo» para sortear las experiencias directas. Nos creemos esa memez de «la ley de la atracción», que afirma que las experiencias difíciles de la vida son el resultado de nuestras falsas creencias, y que si simplemente nos centramos en lo que queremos, el universo entero se reordenará para satisfacer todas y cada una de nuestras necesidades y para garantizarnos todos y cada uno de nuestros deseos. Desde esta perspectiva es inevitable considerar la pérdida y el anhelo como algo cruel e incontrolable, y juzgarnos a nosotros mismos como si estuviéramos haciendo algo malo porque no conseguimos salir del dolor.

Créeme, no soy una admiradora ferviente de las pérdidas trágicas. Odio que mi hermosa hija de 14 años, Jenny, en plena flor de la vida tuviera un accidente al volante de mi coche y se matara (ya hablaré de ella al final del capítulo). No fue fácil presenciar el terrible sufrimiento de los seres queridos a los que un cáncer les fue royendo el cuerpo atrapándolos con sus garras sin soltarlos hasta que ya no quedaba nada de ellos. Soy una activista en defensa de la paz; y me opongo con todas mis fuerzas a esa cultura de la muerte que se manifiesta en forma de guerra. Recibo con los brazos abiertos todo lo que afirme la vida: la poesía, el arte, la comida sana, la conexión con la naturaleza y la comunidad.

Pero por culpa de esta clase de mensajes que convierten la muerte y la pérdida en algo patológico, sin duda la mayoría confundimos la fiereza del dolor o el anhelo por lo que no podemos tener, o que ya nunca más podremos tener... por problemas que tenemos que resolver, en lugar de pensar que son la prueba de que formamos parte de la membresía sagrada de la condición humana, y que estamos siendo invitadas a vivir una transformación espiritual. Y al decir «transformación» no estoy hablando de trascendencia (como ya debes de haber adivinado a estas alturas). Me refiero justo a lo contrario de elevarnos por encima de las realidades de este mundo. Más bien se trata de estar tan plenamente presente que la línea entre lo sagrado y lo ordinario desaparezca y veamos la faz del Amado resplandeciendo en todos los rostros (sean seres humanos, abejas o enebros de China).

La terrible gracia de anhelar el amor

La daga

El Oscuro me lanzó una mirada hoy, como una daga.
Y desde entonces me he vuelto loca; no puedo encontrar mi
    cuerpo.
El dolor me traspasa brazos y piernas,
y no puedo encontrar mi mente.
Tres de mis amigas se han vuelto locas, completamente.
Conozco bien al lanzador de dagas; se divierte él,
errando por los bosques.
A la perdiz le encanta la luna; y la luz de la lámpara atrae a
    la polilla.
Y qué decir de los peces, si el agua les resulta preciosa; sin
    ella, los peces mueren.
Si él se marcha, ¿cómo voy a vivir yo? Yo no puedo vivir
    sin él.
Ve a hablar con el que lanza las dagas,
y dile a él: Mira te pertenece.

Mirabai

Las poetisas místicas de todas las tradiciones celebran el poder transformador del sufrimiento y de la pérdida y la terrible gracia de anhelar el amor. Mi apodo, Mirabai, es un ejemplo del proceso alquímico por el que ha pasado un corazón roto. Mirabai vivió en la época espiritualmente tan fértil de los mismos místicos españoles que tanto me gustan a mí: Juan de la Cruz y Teresa de Ávila, pero en un lugar muy diferente. Mirabai era una poeta devota, o bajtí, del norte de la India que renunció a la riqueza y a su posición para seguir las invisibles huellas de Krishna, el esquivo Señor del Amor. Mirabai no pretendía ser subversiva. No se hizo activista política. Sencillamente siguió la música del anhelo que resonaba en su corazón. A veces era como el rugido de una separación; en otras ocasiones, como una canción de bienvenida, una canción de cuna que le recordaba su pertenencia.

Esta música interior hizo que Mira cambiara las comodidades del palacio familiar por las calles y las orillas de los ríos de su pueblo, donde cantaba y bailaba con todo aquel que quisiera cantar y bailar con ella sin tener en cuenta su nivel socioeconómico o su filiación religiosa. Recibía tanto a los eruditos de la casta más elevada como a los intocables con la misma calidez. Los hindúes, los jainistas y los musulmanes, tradicionalmente separados por su ideología atrincherada, se sentían atraídos universalmente por la belleza de la poesía enfervorecida de Mira y sus *bhajans* (cantos devocionales). A todos les resonaba la pureza de su pasión.

La relación de Mira con su Amado no estaba precisamente llena de bendiciones, más bien al contrario. La mayoría de las veces Mira se sentía inflamada de deseo por Krishna, el que había jugueteado con su corazón desde el primer día en que ella lo conoció. De vez en cuando se le revelaba para luego deslizarse entre las sombras, la envolvía en un abrazo místico para luego escabullirse mientras ella dormía. A veces, Mira se sentía cercana a él, pero la mayor parte de las veces él eludía su abrazo. He denominado a este fenómeno el Síndrome del

Dios que Desaparece. Contagia y bendice a místicos de toda condición, pero son los poetas los que mejor expresan la paradoja del sufrimiento y la alegría del anhelo.

«El Uno para mí es fama y vergüenza»

Mira no quiso que la adoración del público se le subiera a la cabeza, ni que el desprecio familiar la obligara a postrarse de rodillas. «El Uno para mí es fama y vergüenza», declaró en más de un poema. Pero eso no impidió que la familia de su esposo la condenara, ni que miles de buscadores espirituales la siguieran. Entre los admiradores de Mira se contaban el legendario poeta místico Kabir, venerado por los hindúes, los musulmanes y los sikhs, y probablemente también el emperador mogol Akbar. Fue precisamente Akbar el que causó un gran revuelo en la casa real donde la joven Mira vivía con su esposo y su familia política. Conociendo el odio que esa familia sentía por los musulmanes, el emperador se disfrazó de mendigo y emprendió un peregrinaje para ir a rendir tributo a la joven poetisa y santa de la que todos hablaban en el norte de la India. Profundamente conmovido por su canto, Akbar dejó una gargantilla de joyas de un valor incalculable a sus pies. Cuando la familia de Mira descubrió el tesoro y se dio cuenta de que habían sentado a su mesa a un musulmán, echaron a la mujer de casa.

Ese no fue el primer conflicto que tuvo con el pueblo de su esposo, ni sería la última vez que la expulsarían. Su relación empezó marcada por una diferencia fundamental de opinión sobre lo que significaba el matrimonio. Mira había estado prometida al príncipe Bhoj Raj durante la mayor parte de su vida, tal y como era costumbre en la India (y como todavía lo es en algunos lugares), y la muchacha se vio obligada a casarse con él cuando era una adolescente. El problema fue que, en su corazón, Mira ya estaba casada con Krishna. De pequeña, un amigo de la familia le había regalado una estatuilla de un dios del amor de azulada piel, y ella se quedó embelesada. Llevaba a su pequeño amante a todas partes, le daba a beber leche de su tazón, y lo acurrucaba en su almohada por las noches. Su corazón fue de Krishna a partir de ese momento, y cuando llegó la hora de consumar el matrimonio que le habían concertado, a Mira le resultó imposible entregarse a su marido terrenal.

El príncipe Bhoj Raj estaba muy descontento, y su familia, enfurecida. Él primero intentó engatusarla, pero la familia pasó a amenazarla. Mirabai vivía con el mismo ritmo que lleva una esposa hindú de casta elevada, pero se sumergía en la poesía y en los cánticos ante el menor indicio de la presencia de su Amado, cuya fragancia permeaba su ser. Mira cuenta las diversas maneras en que intentaron librarse de ella. Su suegra le dio un néctar envenenado. Ella se lo bebió, y encontró la mezcla dulce y refrescante. Su suegro le envío una guirnalda de flores con una serpiente venenosa oculta entre las flores. La serpiente se convirtió en un ramillete de lilas.

Tras pasar tres años viviendo esa suerte de maniobras en casa, el esposo de Mirabai tuvo que irse a combatir contra los mogoles y murió en el campo de batalla. Mira tenía el deber de cumplir con la *suttee*, la ceremonia según la cual tenía que arder viva en la pira funeraria de su esposo. Pero como ella consideraba su esposo a Krishna y no el príncipe Bhoj Raj, no vio razón alguna para participar en un acto tan violento. Mira se negó, y entonces la obligaron a irse al exilio, cosa que en esa ocasión la benefició, y además le fue como anillo al dedo. Mira pasó el resto de su vida viviendo como una juglar errante que cantaba y bailaba para su Amado, y fuere donde fuese, la gente se unía a su torrente de devoción extática y se dejaba transportar a los brazos del Uno.

Y todo eso está muy bien. Ahora bien, en la estructura profunda de la historia de Mirabai se narra la historia de un combate espiritual. Estamos hablando de una mujer que desafió unas normas sociales tan poderosas que ese desafío pudo costarle la vida. No solo renunció por voluntad propia a los privilegios que había heredado para irse a adorar entre los pobres, sino que vivió de una manera ejemplar como una mujer poderosa que había elegido el camino del Amor por encima de las convenciones sociales, de la poesía por encima del lujo, de prescindir de un hogar antes que sentirse encarcelada por las expectativas de la sociedad. Mirabai se ofreció a las llamas alquímicas del anhelo de Dios y salió transfigurada. Su ejemplo al renunciar a sus privilegios sociales por el bien de su transformación espiritual es tan relevante en la actualidad como lo fue en su tiempo.

Por eso, las que llevemos zapatos debemos descalzarnos ahora mismo y reconocer que estamos pisando tierra sagrada. Y explica que las que podemos permitirnos el lujo de hablar en voz alta tenemos que arriesgarnos a desenmascarar los falsos diosecillos que tanto adora la cultura de la guerra y alabemos al Dios del Amor con todo el corazón, la mente y el cuerpo. Las místicas valientes que caminaron antes que nosotras nos muestran el camino.

La gran sequía terminó

Mi Amado ha llegado a casa con las lluvias,
y el fuego del anhelo se ha extinguido.
Es la hora de cantar, la hora de la unión.
Con el primer trueno,
incluso los pavos reales abren sus colas de placer
y bailan.
Giridhara está en mi patio, y mi errante corazón ha
    regresado.
Como los lirios que florecen bajo la luz de la luna llena,
me abro a él en esta lluvia: cada poro de mi cuerpo
se refresca.
La separación y el tormento de Mira han terminado.
El que se acerca a los que aman ha recordado su promesa.

MIRABAI

El lenguaje del amor

Mirabai no fue la única que tomó prestado el lenguaje del amor para expresar el dolor de la separación. Vimos, unas páginas antes, en este mismo capítulo, que la poesía de Rumi (un ser místico femenino encarnado en el cuerpo de un hombre) llama a las puertas del corazón y nos invita a entablar una relación especial con el sufrimiento como si fuera un portal hacia la gracia. Este también es el argumento central del Cantar de los Cantares, esos pasajes sagrados de la Biblia especialmente eróticos en que la Novia (el arquetipo del alma enamorada de lo divino) se consume de anhelo por su novio fugitivo. Al final, el Amado llega ante la puerta de la casa de su madre, y la madre desaparece para que los amantes puedan consumar su amor en paz. En realidad, con pasión. Antes de que aparezca el Novio, los dos están tan sumidos en el anhelo que del pomo de la puerta gotea una «dulce y fluida mirra». Como sucede con la mayoría de los poemas de Mirabai, en el Cantar de los Cantares la historia traspasa el umbral del anhelo y entra en el éxtasis de la unión.

En mi lecho, por la noche,
buscaba al amor de mi alma;
lo buscaba, y no lo encontraba.
Me levantaré y rondaré por la ciudad,
por las calles y las plazas
buscaré al amor de mi alma.
Lo busqué y no lo encontré.

CANTAR DE LOS CANTARES 3:1-2

Grábame como sello en tu corazón,
grábame como sello en tu brazo,
porque es fuerte el amor como la muerte [...]
sus dardos son dardos de fuego,
llamaradas divinas.

CANTAR DE LOS CANTARES 8:6

El poema épico hindú *Gita Govinda*, compuesto por Jayadeva en el siglo XII, es otra pieza espectacularmente sensual en la que cualquier distinción entre el anhelo espiritual y el deseo sexual se vuelve irrelevante. El *Gita Govinda* describe las travesuras amorosas del dios Krishna, que se entrega a Radha, su divina consorte, quien ha adoptado la forma de una pastora (*gopi*), y luego coquetea con las demás pastoras del grupo, con todas, y a cada una le hace el amor de la manera que ella prefiere. Pero cuando Radha le rechaza, Krishna languidece por ella. Al final los dos se abren camino al corazón del otro, al cuerpo del otro, y se funden en una unión extática, que es mucho más dulce tras haber sufrido una separación.

El exuberante lenguaje invoca el dolor del alma que necesita regresar a su fuente: el Amor. Veamos un ejemplo del apremio de Radha:

> [Ella] declara que cada paso que da es para postrarse a tus pies; lo que enciende la luna aparece cuando te das la vuelta. En Mādhava ella teme las flechas del dios del amor; separada y en la desgracia, ella piensa en ti.

Y aquí vemos un atisbo de la desesperación de Krishna:

> Da vueltas, suspira y observa, y lucha, como las abejas en los matorrales, por recuperar el aliento; y hace y deshace la cama, y sigue observando: cansado, por el amor desconcertado, aguarda quieto.

Y así se describe la culminación de su amor:

> Rodeado de prietos brazos, de pechos, de uñas, de cimbreantes
> caderas, con dientes en sus labios, y él con la cabeza gacha, aun-
> que loco por poseer ese flujo almibarado: curiosa manera en que
> los amantes expresan su alegría.

En las versiones occidentales y orientales de esta gran historia
de amor, los amantes empiezan juntos, se separan de una forma
desgarradora y, al final, encuentran la manera de volver a reunirse. El viaje de retorno puede ser terrible. De hecho, el dolor
es la piedra filosofal que transmuta el plomo del anhelo en el
oro de la unión. La totalidad es la hierba sanadora que crece
en las tierras de la pérdida. Mito tras mito, y de una cultura a
otra, desde tiempos inmemoriales, se habla del poder que tiene
el amor romántico de expresar la relación que existe entre el
ser individual y el Uno.

Hay algo en nuestras almas que reconoce la dinámica del exilio y el regreso. Recordamos que nuestra fuente es el Amor. Y pa-
decemos el espejismo de haber sido arrancados de nuestras raíces
álmicas. Anhelamos regresar a casa. Seguimos cualquier práctica que nos caiga en las manos para recuperar nuestro derecho de
nacimiento, que es la pertenencia. Y cuando logramos esos fugaces momentos de unión, nos damos cuenta de que, para empezar,
nunca fuimos dos. Siempre fuimos uno, y siempre lo seremos.

El lenguaje del amor es como una nave espacial que explota
traspasando las distintas capas de lo ilusorio hasta llevarnos a

la verdad de nuestra conexión esencial con lo divino y nuestra interconexión con toda la creación. No hay nada que se aseme-je a un pasaje de poesía mística, incandescente por el fuego del anhelo y rendido de amor por el vino de la unión, para evocar nuestro ardiente anhelo y revelar nuestra capacidad de fundirnos.

Esta es la razón de que haya pasado mi vida en compañía de místicos de todas las tradiciones espirituales. Esta es la razón por la que cuando salgo de caminata meto en la mochila un libro de Lalla, la poetisa vestida de cielo, o los sonetos de Shakespeare, sin olvidarme de coger unas cuantas manzanas, un poco de chocolate y el filtro solar. Vivir la vida en un cuerpo separado me ofrece la posibilidad constante de olvidarme de quién soy (la amante elegida por el Todopoderoso, igual que tú). Un buen poema me despierta, y me besa en los párpados cuando me rindo al sueño.

No es que enamorarnos de lo divino nos libre de los esfuerzos que requiere la condición humana. Las parejas a veces nos traicionan, y los muertos siguen muertos. Lo que sucede es que si mantenemos el corazón abierto, aun estando en el infierno, le hacemos espacio al Amado. Es en la noche más oscura de nuestras almas, cuando todos sabemos que nada sabemos en realidad, cuando la presencia de lo sagrado puede aflorar en silencio, mezclarse con nuestro dolor y conectarnos con un amor que nunca morirá.

Para profundizar

En su autobiografía espiritual, *Libro de la Vida*, Teresa
de Ávila se sume en una atrevida e íntima plegaria:

> «¿Cómo, Dios mío, que no basta que me tenéis en esta miserable
> vida, y que por amor de Vos paso por ello, y quiero vivir adonde
> todo es embarazoso para no gozaros, sino que he de comer y
> dormir y negociar y tratar con todos, y todo lo paso por amor de
> Vos, pues bien sabéis, Señor mío, que me es tormento grandísimo,
> y que tan poquitos ratos como me quedan para gozar de Vos os me
> escondáis? ¿Cómo se compadece esto en vuestra misericordia?
> ¿Cómo lo puede sufrir el amor que me tenéis? Creo yo, Señor, que
> si fuera posible poderme esconder yo de Vos, como Vos de mí,
> que pienso y creo del amor que me tenéis que no lo sufrierais; mas
> estáis Vos conmigo, y veisme siempre. ¡No se sufre esto, Señor
> mío! Suplícoos miréis que se hace agravio a quien tanto os ama».

¿Qué quieres del Todopoderoso? Escribe una carta a tu
Amado, especificando bien lo que le pides. No te censures.
Cuando termines, léeselo a alguien de tu confianza, y
haz que te prometa que no va a darte su opinión, sino
que simplemente te escuchará, que será un testigo.

Ahora que el horizonte está claro,
que el fuego lo ha consumido todo,
un pajarillo regresa a casa.

4. Fundirse: disolverse en el uno

Preliminares

Desde que saboreaste el elixir de la ninguneidad, quizá en plena meditación o viviendo un duelo, perdiste el afán de preservar la identidad propia. La cultura predominante te condiciona a construirte una máscara y a defenderla con todas tus fuerzas. El interminable proyecto de mejorarte a ti misma, alimentado por la aversión que sientes hacia ti y frustrado por la realidad de la condición humana, no ha hecho más que reforzar la ilusión de que vives separada de tu Fuente, pero la combinación de una práctica espiritual con varias pérdidas trágicas terminó con el juego; y tú, por tu parte, te sientes aliviada de poder rendirte.

Tu rendición es invisible. Sigues alimentando el proceso de promocionar tu trabajo en las redes sociales; te esfuerzas por limitar los carbohidratos, practicar yoga y elegir prendas interesantes que ponerte, pero no lo haces porque en realidad te identifiques como un ser individual, separado de todos los demás seres, de la Tierra o del Todopoderoso. Has terminado por entender que un ego que funcione bien es el vehículo que necesita el alma encarnada. No consideras que tu ego sea un problema, es solo que no te lo tomas en serio. (Y eso antes solía enfurecerlo muchísimo, dado que forma parte de su naturaleza el darse importancia. De todos modos, ya empieza a acostumbrarse).

De joven reconociste que la realidad última era el Amado, y te enamoraste perdidamente. Con el paso de los años, los papeles que has desempeñado han ido cambiando una y otra vez. De ser quien buscaba pasaste a ser la buscada. Y al final, en los momentos de más profunda quietud o de una insoportable ansiedad, el amante y el Amado se fusionaron. Solo el Amor permaneció. Este estado de taleidad parecía vacuo, pero lo viviste como una plenitud. Terminaste por comprender que no solo estuviste conectada con el Amado todo el tiempo, sino que además tú eres la persona que habías estado buscando.

Esperabas que Dios sería el premio que ganarías después de los grandes esfuerzos que hiciste por buscar a Dios. Y resulta que el objeto que considerabas que eras tú ya no existe, y eso significa que el sujeto tú, llamado Dios, tampoco es real.

Pensaste que esta percepción interior sería devastadora, pero no es así. Es divertida. Te ríes de esa broma cósmica y sigues adelante, porque hay que construir templos, escribir currículos, componer sonatas y crear empresas nuevas. No pagaste cualquier precio por tu ecuanimidad. Las polémicas frecuentes te hicieron cambiar de opinión sobre el tema. Las múltiples crisis te llevaron a un punto en que tu única opción fue deshacerte. ¿Quién iba a decir que disolverse sería algo tan dulce?

Shakti

Desmantelar las falsas estructuras es tarea sagrada, y es inextricable de la creatividad. El ave fénix nace de las cenizas. La resurrección no ocurre si antes no existe una crucifixión. En la mitología hindú, Shakti es la energía primigenia del universo; es la encarnación del poder y de la fuerza que fluyen por la creación, animan y vivifican todo lo que es. Todas las formas son una manifestación de Shakti. Ella es la Gran Madre. Es la fuente de la que todas las otras diosas surgen. Además es el disolvente fiero que, a veces, sea espontáneamente o como reacción a ciertas prácticas espirituales, fluye en el alma y difumina los límites del yo separado y restaura nuestra unidad esencial con el Ser Supremo.

Shakti es la consorte de Shiva, el dios de la destrucción y la transformación. Su relación no implica de ninguna manera que ella sea servil. Shiva no podría existir sin Shakti; ambos están entrelazados y son interdependientes. Así como Shiva representa la naturaleza trascendental de la realidad divina, Shakti es la inmanencia. Es la fuerza de la encarnación, la Palabra hecha carne, el *big bang*. Shakti no solo es el Uno moviéndose en la pluralidad, sino que además nos libera de la sensación ilusoria de la separación.

Kundalini

Una de las formas favoritas de Shakti es la *kundalini*. Reside en el cuerpo sutil, enroscada como una serpiente en la base de la columna vertebral, el chakra raíz. Las prácticas espirituales como la meditación y la visualización, los ejercicios respiratorios y los cánticos pueden exacerbar esta fuerza vital dormida. Y luego, como una descarga eléctrica, Shakti se alza, radiante, se desenrosca de cada chakra, se despierta y se ilumina, y termina estallando a través del loto de mil pétalos del chakra corona. En este sentido, Shakti se funde con Shiva, la conciencia pura. Lo manifiesto se funde con lo no manifestado, y luego desciende de nuevo a la forma en la danza cósmica que siempre se despliega entre el llegar a ser y el disolverse.

No es un estado tan raro como parece. Como cualquier otra experiencia mística, el despertar de la *kundalini* es un derecho de nacimiento. En muchos momentos de nuestras vidas, en profunda plegaria o concentrados en la creación artística, en momentos de sufrimiento, o cuando hacemos el amor, abandonamos con toda naturalidad nuestro propio camino y nos convertimos en un canal claro por donde fluye el poder primordial de la creación. Este poder es lo femenino. Ella es creativa, es salvaje, y no necesita permiso para explotar por todo nuestro ser y utilizarnos. En la filosofía tántrica, que pone de relieve nuestra relación con Shakti y reconoce la potencia de la *kundalini*, en lugar de empeñarse en trascender la experiencia encarnada, se nos guía para que aprovechemos la energía de la vida con el objeto de avivar nuestro despertar.

Algunas experiencias de la *kundalini* son muy fuertes y nos permiten poder acceder muy bien a los estados de éxtasis durante toda la vida. Otras son más normales. Qué duda cabe que nos cambian de un modo permanente, eso es cierto, pero también se integran mejor en el tapiz de nuestro día a día en lugar de aparecer como una experiencia única y aislada.

Mi amiga Dorothy Walters es el ejemplo perfecto de un despertar de la *kundalini* espontáneo que resultó profundamente transformador. Dorothy era profesora de universidad y daba clases de lengua y estudios de género en Kansas cuando, a los 53 años, y sin que nada pudiera justificarlo, su *kundalini* ascendió de repente y la desenraizó de la vida que conocía catapultándola a un camino de anhelo y éxtasis. Esta mujer, que había sido una persona dedicada a la política y a los estudios académicos, se convirtió en una mística enfervorizada. Ahora Dorothy tiene 90 años y, aunque sigue atenta a los padecimientos del mundo y procura aliviarlos, pasa la mayor parte del tiempo escribiendo unos poemas dignos de los más grandes poetas místicos del pasado, como Rumi y Mirabai. Leer los poemas de Dorothy al Amado no solo es ser testigo de su experiencia con la unión divina, sino también participar en la experiencia directa del Amor.

La devoción

Hay seres humanos, como el gran santón hindú Neem Karoli Baba (cuyos devotos le llaman cariñosamente Maharaj-ji), que parecen ser unos canales especialmente claros para Shakti, y cuya presencia misma ayuda a despertar la conciencia y a abrir los corazones de todos los que los rodean. Nunca tuve ocasión de conocer a Maharaj-ji en carne y hueso, pero no recuerdo ni una sola vez en que él no fuera para mí esa ventana por la que podía contemplar a Dios. Yo tenía nueve años cuando salió el libro icónico de Ram Dass, *Aquí todavía: cambiar, envejecer, morir,* que logró conectar a este hombre santo del Himalaya con millones de occidentales que buscaban respuestas, entre los cuales puedo citar a mis padres y los amigos de mis padres, a mis profesores y a los vecinos de la comunidad intercultural en la que vivíamos. Así debe de ser Jesús para otras personas: la tierra sagrada de la que partieron y por la que caminaron, la piedra angular, la base.

Poco antes de su repentina muerte, el 11 de septiembre de 1973 (cuando yo tenía 12 años), Maharaj-ji abandonó de golpe el ejercicio de escribir en su diario RAM RAM RAM, práctica que en toda su vida jamás abandonó, entregó el cuaderno a una de las discípulas con quien se sentía más unido, a Siddhi Ma (llamada posteriormente Mata-ji, «amada madre»), y le dio las pautas necesarias para que ella siguiera escribiendo sin cesar el divino nombre. Cuando nos dejó, resultó claro que esa fue la señal que hizo para indicar que Siddhi Ma sería la portadora de su linaje, cuidaría de sus discípulos, de sus templos y de sus prácticas devocionales.

Durante muchos años, las Ma's, (hindúes que se consagraron a Maharaj-ji) habían vivido en las habitaciones interiores de sus *ashrams* sin tener contacto con el exterior, y los occidentales apenas conocían su existencia. Pero estaban ahí mismo, satisfaciendo todas las necesidades físicas de Maharaj-ji entre bambalinas para que él pudiera atender todas las necesidades espirituales de sus seguidores de cara al público. Con humildad y buen humor, Mata-ji acogió en su seno a toda la extensa familia de Maharaj-ji tras su partida, y nos mantuvo unidos hasta su muerte, acaecida a finales de 2017.

En octubre de 2010, durante el noveno aniversario del fallecimiento de mi hija, hice un peregrinaje al *ashram* de Kainchi, el templo principal donde Maharaj-ji había impartido *darshan* a los occidentales a principios de la década de 1970 (la contemplación de lo Divino en la forma del gurú) y sede donde Mata-ji residía durante los meses de calor. El *ashram* se encuentra al pie de las colinas del Himalaya, en el norte de la India. Está a unos 150 kilómetros de Nueva Delhi, aunque se tarde más de 10 horas en llegar en coche debido a las pronunciadas curvas que se forman entre los espectaculares pasajes montañosos que hay que recorrer para descender al valle Kumaon.

Estar en Kainchi es como retroceder mil años en el tiempo. Y estar con Mata-ji fue como haber llegado a casa. Tras la pérdida de mi hija, mi camino había sido desgarrador. Y a pesar de que había transcurrido ya casi una década, llegué con el alma destrozada y el corazón roto. Sri Siddhi Ma no tenía poderes mágicos que pudieran solventar mis males (o eso creo yo), y tampoco poseía una visión metafísica que traspasara los límites de este mundo (cosa posible, por otro lado); ni siquiera me obsequió con una extremada simpatía (no fue esa su actitud precisamente). Fue algo mucho más simple: me miró prestándome toda su atención, y me vio tal como era yo en realidad. Eso es lo que sucede cuando alguien se expone ante ti con toda su presencia. Te ve. Y que te vean completamente es un don poco usual que resulta transformador. A mí me parece que la capacidad de estar en auténtica presencia que advertimos en los seres que han despertado es el instrumento de su propia aniquilación: su identificación con el yo separado se ha disuelto en el océano del Uno. Y lo único que queda es una pura presencia.

Sentada con Mata-ji y entonando canciones para ella, postrada a sus pies y observando cómo hacía el *pranam* (la reverencia) ante las diosas del templo, terminé abandonando el cinismo que me inspiraban los gurús, y eso favoreció que la inclinación que sentía yo por la reverencia prosperara. Sin embargo, lo que me pareció más auténtico y real de esta magnífica mujer no fue la devoción que despertó en mí, sino, más bien, la devoción que ella manifestaba a Maharaj-ji. Sri Siddhi Ma personificaba la genuina relación que existe entre gurú y discípulo, que iluminaba con su luz para que todas nosotras la viéramos, la sintiéramos y la palpáramos. Cualquier cosa le remitía a Maharaj-ji. Todo lo bueno parecía pertenecerle a él, y todo sufrimiento era como una oportunidad para que siguiéramos el rastro del fuego y pudiéramos penetrar directamente en el jardín de su amor.

Muere antes de morir

Los místicos de todas las tradiciones y de ambos sexos cantan a la gloria de arder, pero ¿qué es lo que arde en realidad? Lo que arde es nuestro apego al falso yo. La ilusión de que estamos separados de lo divino. «Muere antes de morir», dijo el profeta Mahoma (y también el maestro de maestros de la no dualidad, Ramana Maharshi). La reconocida mística musulmana Rabia, una indómita poetisa de Irak del siglo VIII, coincidía en lo mismo: «Tan hermosa parecía mi muerte, sabiendo a quién iba a besar, que morí mil veces antes de morir». Rumi hablaba de la bendición que representa ser la uva pisada porque puedes convertirte en el vino del Amado, o ser el garbanzo que el Gran Chef hunde hasta el fondo de la cazuela cada vez que asciende al borde. La poetisa bajtí Mirabai ensalzó la loca sabiduría de la perdiz «que traga ardientes ascuas por amor a la luna».

Nuestro error como ciudadanos posmodernos del mundo occidental es que equiparamos el vaciarnos (conocido como kenosis en la tradición mística cristiana) con un problema de autoestima. Cuando pensamos que los místicos aspiran a convertirse en la nada, nos entran escalofríos. Después de todo, hemos trabajado mucho en terapia para recuperarnos de los maltratos emocionales y reconstruir una noción poderosa de nuestra propia valía. Se celebran seminarios sobre «la conciencia de la prosperidad» y lo que se conoce con el nombre de «la ley de la atracción» que son un negocio floreciente. Escribimos afirmaciones para repetirlas y las enganchamos en los espejos del baño, o las metemos en una caja a la que le ponemos un nombre especial: «la Caja de Dios». Se nos anima a que establezcamos *límites*; y nosotros animamos a los demás a que también establezcan unos *límites*.

Los límites pueden dejar fuera al Todopoderoso y dejarnos a nosotras atrapadas en la experiencia ilusoria de la separación. ¿Qué te parece esto? Dejemos que los márgenes se disuelvan. El camino de los místicos es el camino de la rendición, de morir ante el falso yo para renacer como el yo verdadero, el Yo Dios, el ser radiante y divino que en realidad somos. No es que el antiguo yo (la personalidad, el ego, las historias que contamos de nuestra vida) esté bien o mal, sino que cuando reconocemos la vacuidad esencial de nuestra identidad individual a la luz del glorioso don de nuestra interconexión con el Uno, la independencia ya no nos parece tan atractiva. Ese es el camino de lo femenino: el camino de la conexión.

El camino de la florecilla

Para conectar a veces se requiere morir, y lo místico femenino está de acuerdo con eso.

Cuanto más despiertas y disponibles nos mostremos en todos los aspectos de nuestra vida, con mayor elegancia y gracia podremos morir. Nos sacrificamos en mil altares, grandes y pequeños, cuando nos atrevemos a arrancar a nuestro Amado de las garras de los rígidos sistemas de creencias y reclamamos nuestra intimidad con el Uno, o cuando alzamos nuestra voz de mujer y defendemos a la Madre Tierra. Morimos cada vez que nuestros hijos sufren un encontronazo con la crueldad o la enfermedad. Toda traición es una muerte, toda ilusión rota, toda ruptura en una relación. La mayoría de las tradiciones místicas nos recordarán que la manera en que naveguemos por estas aguas finales imprimirá la forma en que dejaremos este mundo.

La aniquilación del falso yo no tiene que ser dura, ni violenta o dolorosa. Esa es la manera masculina: declararle la guerra a nuestros engaños. En lugar de luchar para superar el ego individual, la mística femenina celebra la interconexión. Quizá tan solo sea cuestión de reconocer nuestra insignificancia ante el rostro de la asombrosa majestad de la creación. Este cambio de perspectiva no significa que no contemos para nada, o que nuestras acciones no importen; significa que podemos relajarnos y hacer todo lo posible para contribuir con algo hermoso al vasto cosmos que compartimos.

«No es necesario hacer grandes cosas, sino cosas insignificantes con mucho amor», dijo la humanitaria madre Teresa de Calcula parafraseando a la mística francesa del siglo XIX Thérèse de Lisieux. La dedicación que Thérèse ponía en ofrecer la esencia de la experiencia cotidiana a la gloria de Dios caracterizó la totalidad de su breve encarnación. Decía de sí misma que era «una florecilla» en el jardín de lo Divino, ni más ni menos importante o magnífica que las demás. ¡Ser una simple margarita en el parterre divino de las flores es algo magnífico! Es una bendición.

Aunque Thérèse fue una campeona del desnudo espiritual, eso no significa que fuera pasiva. Thérèse cultivó su despertar con cada fibra de su valiente corazón. Desde que tuvo uso de razón, lo único que quiso ser fue santa. Y su deseo infantil se convirtió en realidad. Thérèse murió de tuberculosis a los 24 años, resplandeciente por su sufrimiento físico, devastada por sus dudas ante lo sagrado, enamorada perdidamente de Dios. La gran cantidad de milagros que sucedieron tras su muerte, incluidas las curaciones espontáneas que vivieron los que rezaban por ella, y que se manifestaban acompañados de una fragancia de rosas, se atribuyeron a esta santa de sagrada humildad.

La grandeza de Thérèse radica en su insignificancia. La «florecilla» sigue hollando su camino con belleza recordándonos que desapareceremos en el Gran Jardín, lugar en el que encontraremos a nuestro auténtico ser. Cada vez que resistimos la tentación de comprarnos algo llamativo, o nos defendemos de falsas acusaciones, cada vez que elegimos la simplicidad por encima de la complejidad, o el ser amables por encima de tener razón, quitamos otra de las capas que nos separan del Amor mismo.

Kali

Como la radiante negrura del divino misterio,
ella juega en el desierto de loto del sagrado cuerpo humano.
Quien practica la meditación encuentra su poder
en la más honda plenitud de la conciencia primordial
y en el interior del loto de mil pétalos
que flota más allá de la mente.

RAMPRASAD SEN

El Dios Shiva yace afablemente recostado de espaldas. Ma Kali está sobre su pecho, rugiendo. Ambos están en el campo de batalla, y la guerra ha terminado. Kali lanza el golpe final. Shiva ha sido su fiel aliado, aunque el más silencioso. En una de sus cuatro manos, su espada sigue centelleando. En otra sostiene la cabeza de un adversario. Y con las otras dos manos restantes hace un *mudra* de bendición. Uno de ellos significa: «No temas». El otro es para repartir bendiciones. Su piel es de un azulado oscuro, y su cabello, una maraña salvaje. Lleva los pechos al descubierto, y su falda fue tejida con brazos amputados.

Kali es la Madre Suprema, y en esta leyenda Shiva es la tierra que le da sostén. La espada de Kali corta lo ilusorio. La cabeza que sostiene es la máscara de la ignorancia, libre ya de la servidumbre del ego. Su piel es un cielo nocturno sin estrellas, el misterioso paso de la forma a lo informe. La falda de brazos y manos se ha tejido con el *karma* de sus devotos para ser ofrecida a todos.

Kali haría cualquier cosa para que liberaran a sus amados hijos, por eso aniquila a los enemigos del dolor y de la falsa ilusión. Se come nuestros excesos y escupe nuestras carencias. ¿Estás cansada de ser mezquina y celosa? Entrégale eso a Kali. ¿De verdad quieres despertar? Pídele que te despierte. ¿Te sientes irritable y de mal humor, egoísta y perezosa? Kali te aliviará de tus pesadas cargas. Llámala. «Ven, Ma. Quítame este obstáculo y ábreme el camino».

Sin embargo, según mi amigo de toda la vida y mi mentor, Ram Dass (otra mística femenina encarnada en el cuerpo de un hombre), es mejor que seas sincera. Ram Dass recibió de su gurú Neem Karoli Baba (Maharaj-ji) la transmisión directa de las enseñanzas transformadoras de Kali en la India, durante las décadas de 1960 y 1970. Con las bendiciones de Maharaj-ji, Ram Dass llevó a Occidente las prácticas de los rituales tradicionales hindúes y las sintetizó con las distintas orientaciones espirituales occidentales contemporáneas de un modo muy parecido a como las prácticas clásicas del budismo Theravada se mezclaron con la psicología occidental para dar paso al nacimiento del movimiento americano de mindfulness.

Todo lo que le ofrezcas a Kali, según me enseñó Ram Dass, le llegará. Y aunque no estés lo bastante preparada, vendrá a llevárselo. Con su espada te cortará a trocitos. Su fuego te convertirá en cenizas. Por eso te quiere tanto. Y lo contrario también es cierto: así como lo femenino no puede limitarse a las virtudes de la amabilidad, Kali tampoco es exclusivamente fiera. Hay una ternura exquisita en esta diosa del cambio liberador. El fuego no solo quema; ablanda y derrite lo que se ha endurecido y está atascado.

Es importante destacar que Ma Kali posiblemente sea la diosa que ha sido peor comprendida en general y más correcta culturalmente de toda la tradición hindú. Nos arriesgamos a caer en la apropiación cultural cada vez que los que pertenecemos a las culturas dominantes tomamos prestados los símbolos y las prácticas espirituales de las culturas colonizadas sin comprender plenamente su contexto o la profundidad de su significado cultural. Cuando nos abramos a Kali, tenemos que resistirnos al impulso de que la confinen nuestras insignificantes ideas personales y nuestra mirada occidental. Surgida en la tradición de Bengala occidental y adoptada en toda la India y los países circundantes debido a su atractivo universal, Kali es nada más y nada menos que Dios en Ella misma. Kali es la definición de la misericordia salvaje, la inquebrantable Divina Madre, con un amor infatigable y una increíble intensidad espiritual. La iconografía de Kali habla con elocuencia al corazón de los que buscan respuestas desde diversas formaciones espirituales, y, de repente, a nuestra psique occidental, le parece relevante porque anhelamos lo femenino en estos tiempos caóticos que tanto cuesta cartografiar.

Anandamayi Ma

> Mientras representaba la *lila* de hija, esposa y guía espiritual, de vez en cuando expresaba los distintos aspectos de la Madre: la pacífica serenidad de Uma, la diosa del amanecer; las encantadoras delicias de Radha, la consorte juguetona de Krishna; la fiereza protectora de Kali; la perfección dármica de Sita, y la energía mística de Shakti, el cosmos manifestado.
>
> RAM DASS, hablando de Anandamayi Ma

Cuando tenía 16 años estaba segurísima de que alcanzaría la iluminación a los diecinueve, y me quedé desconcertada al ver que a los veintidós todavía seguía siendo una persona que no estaba plenamente realizada. Ahora, cumplidos ya los 50, me llaman para que enseñe el *Dharma*, pero disto muchísimo de haber llegado adonde yo creía que llegaría. Sigo cayendo en algunas de las trampas cazabobos que mi ego me pone con tanta habilidad, como la de hacerme sentir que no soy lo bastante y que siempre me paso. Me muestro impaciente con las neurosis de los demás cuando no me siento inclinada a tomarme las cosas de una manera personal. El yo separado es una broma práctica en la que siempre caigo.

La imagen que siempre he considerado que debía dar una mujer que hubiera alcanzado el despertar absoluto es la de la santa hindú del siglo xx Anandamayi Ma (Madre Embebida de Dicha), que despertó del sueño de un yo separado y abandonó su ego. Ma estaba loca de amor por Dios. Solía caer en raptos extáticos, y cuando no estaba en trance, estaba ocupada divulgando la sabiduría divina, reuniéndose con todos y cada uno de los peregrinos y devotos en el punto exacto en el que se encontraban de todo el amplio espectro del despertar, aprehendiendo directamente sus almas y resurgiendo con la solución perfecta para sus enigmas espirituales específicos.

No hay nada malo en considerar (y es muy acertado) que algunos grandes seres son ejemplos de los estados de conciencia a los que aspiramos. El problema radica en la noción preconcebida que tenemos de lo que significa estar despierto. Yo nunca seré Anandamayi Ma. Vivo en una época distinta y pertenezco a una cultura diferente que la que dio origen a ese ser majestuoso. Pero yo, a mi manera (como tú misma a tu manera), soy y siempre seré una encarnación de la sabiduría divina. No, no estoy equiparando mi insignificante yo neurótico a la Divina

Madre encarnada; me estoy identificando en este caso en concreto con mi verdadero yo, y es a tu verdadero yo a quien estoy hablando cuando hablo contigo.

He llegado a darme cuenta de que nuestras muchas imperfecciones no son el problema, sino que el problema son más bien nuestras ideas de perfección. No es nuestro apego a lo que las personas piensen de nosotras lo que nos hace sufrir, sino el juicio que emitimos y que dice que estamos equivocadas, o que hay algo malo en nosotras. En otras palabras, parece ser que tenemos que trabajar no para convertirnos en seres menos humanos, sino más bien para convertirnos en seres tan plenos y profundamente humanos como nos sea posible en un momento dado. Puedo ser condescendiente o dependiente y seguir amando a Dios con todo el aliento de mi cuerpo, y seguir siendo digna del amor incondicional de Dios, porque lo cierto es que yo soy ese amor. Y tú también lo eres.

Anandamayi Ma aparece en mi lista de místicas subversivas a las que adoro. Cuando despertó de una manera espontánea a los 26 años, tras varios años de prácticas espirituales intensivas, se inició *a sí misma* desempeñando simultáneamente los papeles de gurú y de discípula. No adoró a una deidad en detrimento de las demás, y si se comprometió con diversas formas religiosas, solo lo hizo como un medio para trascender la forma en sí misma. Se negó a tener relaciones sexuales con su esposo, y él se convirtió en su primer y último discípulo. A veces, Anandamayi Ma mostraba un comportamiento incoherente y movía las manos en el aire esbozando *mudras* sin palabras, o se desvanecía y caía postrada al suelo, y en otras ocasiones las enseñanzas afloraban a sus labios en un flujo sublime de sabiduría. Declaró no seguir ningún método y acogió por un igual a personas de toda casta y tradición espiritual. Era iconoclasta, aunque apasionadamente devota. No le interesaba en especial el sexo de la persona, y eso que era una mujer plenamente encarnada.

Supongo que todavía quiero ser Anandamayi Ma, hablar con claridad y sabiduría, y también lanzar por los aires todo lo que es idóneo. Quiero darme permiso y rendirme ante el Uno. Quiero disolverme mientras siga siendo de utilidad en este mundo ardiente.

La poesía de la vacuidad

Llevo una antorcha en una mano y un cubo de agua en la
  otra:
con estas cosas voy a prender fuego al Cielo
y a apagar las llamas del Infierno,
para que los que viajan hacia Dios puedan arrancar los
  velos
y ver el propósito real.

RABIA

Rabia de Basra fue una mística sufí del siglo VIII que escapó de la cautividad para vivir como una santa ermitaña en el desierto de Arabia. Rabia nació en una familia extremadamente pobre y terminó siendo vendida como esclava al fallecer sus padres. Ahora bien, Rabia no permitió que la cautividad se interpusiera en la historia amorosa que mantenía con el Divino. Consumida por el eterno anhelo de reunirse directamente con Alá, Rabia consiguió pasar el día ocupada en trabajos físicos y la noche dedicada a la plegaria.

Una noche, su maestro se despertó al oír un grito que procedía del tejado de su casa. Subió por una escalera de mano para investigar y descubrió a su criada, Rabia, con la frente pegada al suelo en señal de sumisión y llamando en voz alta a Dios. La envolvía un campo luminoso que se iba intensificando a medida que ella oraba. Cuando levantó la cabeza, sus ojos parecían centellas. El aire vibraba con Amor divino.

«¿Cómo he podido mantener cautivo a este ser?», musitó el maestro. Así fue como, a la mañana siguiente, el amo llamó a su presencia a la mujer que ahora reconocía como santa y le hizo una propuesta. «Te propongo que te quedes en casa y todos los miembros de mi familia y de mi hogar te servirán para que puedas dedicar tu vida a la plegaria, o bien te doy la libertad para que puedas marcharte adonde tú quieras». Y Rabia eligió marcharse al desierto.

Rabia no quería infligirse una penitencia ni mortificarse por haber hecho algo malo. No quería desaparecer en el desierto porque sí. En absoluto. Su vida de renuncia estaba dirigida por un Amor puro y radiante. Su único objetivo era salir de su propio camino para poder llegar a Dios.

Rabia era la encarnación del camino sufí de *fana*, la aniquilación del yo separado, que conduce a la *baqa*, la unión divina. Era Rabia una maestra tan brillante y una poetisa tan sublime que llamó la atención de una multitud de personas que buscaba respuestas espirituales y que la siguió al desierto para sentarse a sus pies. Ella se lo prohibió. Su presencia personal era tan radiante que muchos hombres, por lo general hombres ricos y poderosos, quisieron casarse con ella. Ella se lo tomaba a risa. Con una piedra por almohada y una jarra rota donde a veces ponía agua y otras veces comida, Rabia recorría el paisaje estéril rezando al Uno que trasciende todos los nombres.

> Me agoté, buscando.
> Nadie encuentra eso por intentarlo.
> Me fusioné con ello y volví a casa,
> adonde todas las jarras están llenas,
> pero nadie bebe.

Al final de su vida, Rabia alcanzó el estado del no yo, y todos sus esfuerzos empaparon la arena. «¿Cuál es el secreto?», preguntaba la gente. «¿Cómo has conocido al Amado y has morado aquí con él?». «Vosotros sabéis el cómo –les contestó Rabia–. Yo solo sé el no cómo».

Para profundizar

Tal y como les sucedía a muchos grandes místicos, el maestro hindú del siglo xx Ramana Maharshi vivió una experiencia cercana a la muerte que le condujo a una autorrealización personal espontánea. No fue una enfermedad ni un accidente lo que le condujo a este umbral sagrado, fue un experimento de la conciencia. Ramana se obligó a seguir un proceso de hacerse preguntas radicales a sí mismo: imaginó su propia muerte al detalle y prestó atención a lo que quedaba cuando aquello con lo que generalmente nos identificamos nos abandona. Se dio cuenta de que no somos un solo cuerpo, que somos algo más que nuestra personalidad, que hay un espíritu perdurable que permanece, una amorosa presencia, el Yo verdadero.

Ponte en tu postura de meditación favorita y hazte esta sencilla pregunta: «¿Quién soy yo?». Cultiva tu curiosidad y ábrete de miras. Estate dispuesta a ir decapando la definición superficial del yo y ve más allá. «Soy una mujer». *Neti neti* (ni esto, ni lo otro). «Soy madre, soy hija, soy amante». *Neti neti*. «Soy activista, soy artista, soy física, soy panadera». *Neti neti*.

No niegas que te encante hacer pan o bailar hasta caer rendida, ni que no te preocupen las emisiones de carbono, o te dé igual la educación de tus hijos, lo que estás haciendo es quitarle capas a la conciencia dualista y regresar a tu auténtica, esencial, vasta y espaciosa naturaleza. Desde este lugar de vacuidad luminosa, puedes comprometerte plenamente con tu vida sin tirarla por la borda.

Las lágrimas del Buda
contemplan el mundo inferior.
La diosa ha nacido.

5. Conectar: la comunidad y la red del interser

Preliminares

Te sientes especial. A veces es como una maldición.
Como si nadie fuera a entenderte. Jamás. Como si siempre
hubieras sido una extraña que camina entre los seres
humanos normales y corrientes fingiendo mezclarte
con ellos. Has aprendido a vivir con esta brecha, pero
lo que en realidad anhelas es la comunidad. Anhelas
pertenecer a la familia humana. A la Madre Tierra.

Participar de la condición humana puede ser abrumador.
No siempre es agradable y fácil; más bien es una lección de
humildad a lo sumo, cuando no humillante, si las cosas no
salen como debieran. Puede parecer mucho más sencillo ir por
tu cuenta, matar tus propios dragones y cantar las baladas que
has escrito sobre ti misma. La colaboración puede ser tediosa, y
el sistema de valores masculino, que es el que prevalece, puede
haberte condicionado para que sientas que estás cediendo tu
poder, cuando en realidad lo estás compartiendo con los demás.

¿Y qué si eso es así? Sácatelo de encima. Los tiempos
del sabio singular que otorga su sabiduría única han
terminado. Ese era un método diseñado por hombres que

estaban al mando y buscaban reglamentar la sabiduría. Esos hombres nos enseñaron a sufrir solos en el desierto durante 40 años, a recopilar nuestras percepciones interiores y meterlas en una caja secreta etiquetada con el nombre de «Conocimiento esotérico». Y luego, teníamos que dar en señal de ofrenda esas percepciones con suma parquedad a los que demostraban ser dignos por haber sufrido también en soledad durante los indispensables 40 años en el desierto.

Resulta que este mundo está lleno de seres especiales que afrontamos el camino viviendo con ansiedad enigmas solitarios y saboreando de vez en cuando el alivio temporal de la conexión. Cuando te das cuenta de eso, tu cuerpo suelta un suspiro y se relaja. La maldición desaparece. Llegas del frío. Sostienes en alto la taza y otro ser especial la llena de un té dulce y con leche preparado con fragantes hierbas. Bebes.

Nuestro camino, el camino de lo femenino, es descubrir aquello en lo que cada cada uno es bueno, alabarlo por eso y lograr que lo enseñe a los demás. Quizá conozcas algunos de los significados ocultos de las letras hebreas, o cómo construir una casa sostenible con neumáticos reciclados y tierra apisonada, o la meditación del amor benevolente. Tú, la que conoce la llamada del islam a la plegaria, subes a este minarete y nos llamas a todas a la plegaria. Tú, la que sabe sentarse en silencio junto al lecho del moribundo, nos muestras la manera de prestar testimonio. Tú, la que sabes cómo lograr que despertemos a las sombras del privilegio, por favor, despierta ya de una puñetera vez. Va a ser caótico, construir toda esa comunidad, pero tu cooperación salvará el mundo.

Además, será divertido.

Necesitamos la voz de ella

Cuando empecé por primera vez a plantearme la idea de escribir este libro, me animó a hacerlo esa voz de lo femenino que iba surgiendo por todo el mundo. Mujeres procedenes de todas partes se ponían en pie y decían la verdad, y los poderes establecidos prestaban atención. Los valores determinantes en la sociedad que priorizaban el dinero por encima de la humanidad empezaban a cambiar, y los esfuerzos dedicados a las mujeres y a los niños, a los refugiados y a la gente de color empezaban a recibir un gran apoyo. Procedentes de todas partes, llegaba gente en masa a las tierras de la Reserva Sioux de Standing Rock para protestar contra el oleoducto de acceso a Dakota y proteger las aguas, para rezar juntas y ofrecer su cariño a la Madre Tierra.

Parecía claro que las estructuras patriarcales caían finalmente presas de la desilusión, y que buscaban en lo femenino para devolver un cierto equilibrio a un paradigma polarizado y dar un sentido de totalidad al mundo fragmentado. Las encuestas auguraban que Hilary Clinton ganaría por un cierto margen las elecciones presidenciales de Estados Unidos de 2016. ¡Íbamos a tener a la primera presidenta de los Estados Unidos de América! Como la mayoría de mis hermanas del alma, me vine arriba con la seguridad de que había llegado nuestra hora. Estaba preparada para que lo femenino subiera a escena y diseñara toda una nueva coreografía.

Me fui a la cama la víspera de las elecciones, y cuando me desperté por la mañana, Donald Trump había sido elegido presidente de mi país. Este hombre era la encarnación misma de todos los valores que yo rechazaba. Como me educó una madre feminista que para mí representó todo un modelo de empoderamiento, y que ahora está casada con un hombre que es un padre cariñoso con sus hijas, y que apoya todas y cada una de mis aspiraciones, nunca dudé de que yo, como mujer, podía lograr cualquier objetivo y realizar una contribución significativa a este mundo. Pero, por el contrario, el nuevo presidente era un misógino que denigraba a las mujeres con un descaro impresionante. Sentí como si una bomba nuclear hubiera detonado esa noche y que tendríamos que esperar varios años para comprender el pleno alcance de los daños.

Siempre me he sentido solidaria con los marginados. Y la persona que iba a ser la más poderosa del planeta estaba decidida a deshacer la red de seguridad social que protegía a los que carecían de acceso a los espacios y los recursos atribuidos de una manera desproporcionada a los privilegiados. Gracias a las hijas que adopté (decisión que tomé en mi juventud, cuando por primera vez me enfrenté a la realidad de la superpoblación y a la sombra que se cernía sobre nosotros de la crisis climática), mi familia era una familia multirracial. Y este hombre era un maestro de la retórica racista y un apologeta de la supremacía blanca. Como miembro del movimiento interespiritual que estaba surgiendo, toda mi vida la he dedicado a descubrir y compartir los tesoros que subyacen en el seno de las religiones y las tradiciones espirituales del mundo. Donald Trump quería expulsar a todos los musulmanes de nuestras costas; y no solo demostraba ser un ignorante con su retórica islamofóbica, sino que además estaba siendo sacrílego. Como el elefante proverbial que entra en una cacharrería, hizo añicos la Regla de Oro (la que dice que trates a los demás como te gustaría que te trataran a ti mismo, o si prefieres la versión del Nuevo Testamento: «Así pues, todo lo que deseáis que los demás hagan con vosotros, hacedlo vosotros con ellos, pues esta es la Ley y los Profetas [Mateo 7:12]).

Atónita, con el corazón roto, abandoné el proyecto de este libro. El momento del alzamiento de lo femenino estaba claro que no había llegado todavía, me dije a mí misma. Podría ponerme a escribir esa novela en la que siempre estaba pensando. ¿Quién va a querer escucharme glorificando a los vencidos? Sería como apuntalar un cadáver y decir de él que es una estrella de cine. Debía rendirme. Ya nos alzaríamos en otra ocasión. De momento, el emperador estaba en su trono con la metralleta al lado, y nada en esta tierra podía hacerse para evitarlo.

Sin embargo, los años que llevo practicando la meditación han ido alimentando a un modesto e insignificante testigo en mi interior que sabe perfectamente que no debe creer en todo lo que mi persona piensa. Como me propuso mi amiga Vera, me replegué en mi interior y me di el permiso de no tener ni idea de lo que estaba pasando, ni saber en qué podría ser yo de utilidad.

Poco a poco fui recordando que la mística femenina es una criatura distinta del profeta varón. No es una loba solitaria que alza la voz en la naturaleza salvaje. No es una predicadora gritona que profetiza la fatalidad. Solo es poderosa porque también lo es su comunidad. Sola no es nada, y ella lo sabe. El mismo concepto de Mesías individual no tiene ningún sentido para ella. Cuando oye los gritos del mundo, alarga los brazos y se agarra a las manos de sus hermanas, reúne a sus hijos y pide las bendiciones de sus mayores, besa a su amante y pone la hervidora al fuego, y luego se va derecha a guarecerse en los brazos del Misterio, donde aguarda hasta que tiene claro lo que debe hacerse. Y entonces, junto con sus compañeras, lo hace.

Fijémonos, si no, en la Virgen María. Una adolescente judía de clase obrera. No está casada, y recibe la visita sin anunciar de un ser enorme con alas que llena su dormitorio de resplandor y le entrega unas instrucciones sagradas. «Tú serás la vasija en la que encarnará lo divino sobre la tierra –declara–. Y vivirás un sufrimiento insoportable por el hecho de ser su madre». María tiembla, pero permanece presente. Y entonces dice que sí. «*Hineni*. Aquí estoy. Así se hará».

El momento que separa el «de ninguna manera» de María y el «sí» que da de todo corazón es la noche oscura del alma. Es un lugar de misterio numinoso, de incognoscencia radical. Es una rendición incondicional (y en general no intencionada), sin ni un solo ápice de esperanza de que todo salga bien. Puede que ya nada salga bien, nunca más, y no pasa nada. Desde esta posición es desde donde María accede a mostrarse como madre al mundo entero. No lo hace sola. Está unida a todas las madres de todas las partes del mundo, de todos los tiempos, futuros y pasados.

Es muy necesario que cuidemos del mundo todas juntas. Y ahí estaba plantada yo, una mujer normal y corriente en un mundo un poco apocalíptico, con un presidente megalómano, un clima catastrófico y un contrato firmado para escribir un libro. Respiré hondo, me enjugué las manos en los tejanos de mi voto del *bodhisattva* y renové mi intención de permanecer presente ante el sufrimiento del mundo todo el tiempo que fuera necesario para que las cosas se suavizaran. Apelé a la Shejiná para que hablara a través de mi palabra escrita. Encendí una vela y empecé a escribir. Entre capítulo y capítulo preparaba sopas, respondía correos y hacía compañía a una amiga mía moribunda quedándome junto a su lecho. Seguí relacionándome con mis hijas con mi habitual poca pericia y siendo una mentora devota de mis estudiantes. Descubrí a Dios en todo ello. En otras palabras, seguí con la obra de las místicas femeninas. ¿Qué iba a hacer, si no? Por otro lado, necesitábamos la voz de lo femenino más que nunca; por eso me decidí a escribir mi libro.

Formar una comunidad

La manera de actuar de lo femenino es conectando. Y el camino de las místicas conduce del espejismo de la separación a la realidad de la unión divina, manifestada esta como una interdependencia de todo lo que es. Caminar por este mundo como una mística femenina es reconocer que nuestras vidas están interpenetradas de las vidas de todos los seres sensibles, y que el Uno al que amamos brilla desde cada nexo de esa red del interser. Cada vez que cuidamos de uno solo de estos hilos, estamos contribuyendo al cuidado del conjunto entero. Cuando apartamos la mirada del sufrimiento de cualquier ser y nos alejamos de él, nos exiliamos de nuestro Amado.

Las mujeres formamos una comunidad. No lo hacemos de la misma manera que un albañil fabrica una chimenea o un constructor idea un centro comercial para maximizar el consumo. Creamos una comunidad de la misma manera que creamos una familia, una sinfonía o preparamos una buena comida: sin pomposidad y sin buscar halagos. Nos damos poder las unas a las otras. Hacemos preguntas, y esperamos para oír la respuesta; y luego, reaccionamos. Me dedico a organizar retiros en los que trabajamos el duelo y también doy talleres de escritura (en los que la mayoría son mujeres), y puedo decir que en poco más de cinco minutos la comunidad empieza a fusionarse ante mis ojos. Sin que yo mueva ni un solo dedo, las personas de la sala gravitan las unas hacia las otras y asumen el riesgo de confiar. Ven las heridas de las demás y se ponen a cuidar de ellas, detectan las vulnerabilidades de las otras y las protegen, leen las historias de sus almas y se hacen cargo de todo. *¿Cómo ha podido pasar algo así?* Siempre me hacía la misma pregunta, aunque ahora he empezado a confiar en la fuerza invisible que transmuta a un grupo de extrañas y lo convierte en un círculo de seguridad. Es la Shejiná que ha venido a quedarse con nosotras. Ella llega cuando nos desviamos de nuestro propio camino.

Por supuesto, no, no estoy diciendo que todas las mujeres sean compasivas y sepan relacionarse entre sí. En realidad, me asombra el número significativo de hermanas americanas que votan contra sus propios intereses, o que arramblan con lo que sea para escalar profesionalmente a costa de los más vulnerables, o bien que adoptan las mismas actitudes y estrategias del paradigma masculino que históricamente se utilizó para oprimirlas. Yo me inclino a los pies de todos esos hermanos de todo el mundo que, de buena gana, abdican de su poder o lo comparten y se unen a nosotras para seguir trabajando en la restauración del deshilachado tejido del mundo.

A veces caemos en la desesperación cuando percibimos los desequilibrios que presenta el poder establecido y que desdeñan la vida. Y nos resulta imposible imaginar cómo podríamos rectificar todo eso por nosotras mismas. La canción que entono (y cuyo estribillo tararean millones de hermanas y hermanos de todas partes) nos habla de la interdependencia y de darnos poder mutuamente, de una colaboración que nace del amor. Estos valores son femeninos. La cooperación y la conexión emocional. Luchar aunando esfuerzos para construir una sociedad mejor y dar nuestro apoyo a los proyectos de los demás para hacer que la Tierra sea sostenible.

Al reconocer la verdad del interser, la comunidad se despliega sin esfuerzo alguno. Esta conciencia unitiva no está reservada a los expertos en espiritualidad, la vemos todos más o menos. ¿Recuerdas esos instantes de fusión mística, tanto si se dieron en la quietud de la práctica contemplativa como en la premura del temor, en que nos encontramos con algo indeciblemente hermoso, en que nuestra identidad individual se fundió en la Unidad para liberarnos? En esos momentos es cuando recordamos que no existe separación entre nosotros mismos y la Realidad Última. Lo que estábamos buscando nos ha encontrado a nosotros, y nos ha absorbido. Son experiencias fugaces, pero lo cambian todo.

Una vez hemos saboreado la gloria de nuestra unidad con toda la creación, nunca podremos volver a caer en el espejismo de pensar que somos independientes de la comunidad global. Ese yo que es el ego, la personalidad con que nos arropamos y llevamos por delante para convencer al mundo de nuestra relevancia, se vuelve irrelevante. Y también la idea del «otro» como un objeto de agravio o de deseo. Donald Trump y el Dalái Lama son sendas olas en el infinito mar del ser.

Eso no significa que el mundo sea un espejismo y que nuestras percepciones del dolor y la injusticia sean ilusorias. Significa que, en un momento dado, hemos topado con el núcleo mismo de la Realidad, que es el Amor, y que ahora a nosotros nos incumbe considerar que todos los fenómenos son manifestaciones de ese amor.

De hecho, la mayoría nos sentimos sobradamente preparadas para aceptar el liderazgo horizontal e inclusivo. En esta dinámica más igualitaria y relacional, las percepciones internas de algunos maestros de distintas tradiciones religiosas son bienvenidas y consideradas valiosas contribuciones que se ofrecen a una comunidad interconectada de mujeres y que también surgen de ella. Se acepta que todo miembro de la comunidad, tenga o no tenga formación académica, sea avalado oficialmente por una organización religiosa, o le hayan colgado el sanbenito de sabio solitario: tiene algo valioso que puede ofrecer a la totalidad.

Un liderazgo que tenga un sabor más femenino no es algo que deseen solo las mujeres; también es un alimento para los hombres. La sabiduría femenina alimenta el espíritu humano. María Magdalena, con su espontaneidad apasionada, su desafío a las normas establecidas y la ternura de su devoción, es la fuente siempre viva que nos da este alimento para el alma. Puedes considerarla el modelo ejemplar de una mística dotada de poder, o invocarla como un ser metafísico que está a tu disposición como guía espiritual. En cualquier caso, puede ser una buena aliada cuando queramos reclamar la sabiduría y el poder femeninos.

La comunidad internacional

Me marché de casa a los 14 años. Lo que ahora parece un auténtico disparate, no lo era en 1974, y además mi familia formaba parte de la contracultura, ese movimiento que defendía que las normas sociales convencionales no eran de recibo. Por otro lado, tampoco me iba tan lejos… De hecho, me mudé a la Fundación Lama, una comunidad internacional situada en lo alto de las montañas Sangre de Cristo, a unos 30 kilómetros de la casa que mi familia tenía cerca de Taos, en Nuevo México. Fundada en 1967 por un puñado de artistas de las costas este y oeste del país que tuvieron la audacia de creer que todas y cada una de las religiones de este mundo conllevan una chispa de la verdad divina, vivimos un experimento basado en la hipótesis de que si todos nos reunimos y celebramos lo sagrado a través de las prácticas y las enseñanzas de todos los caminos espirituales, podremos conectar con la Realidad Última y lograr que haya paz en la Tierra. No eligieron a un líder en concreto, ni rendían tributo a un único gurú. Tampoco adoptaron por defecto una única tradición de fe que excluyera a las demás. Invitaron a maestros Zen y a *sheiks* sufíes, a yoguis y a yoguinis, a rabinos y a ancianos amerindios, y cosecharon los frutos de estos antiguos linajes. Cincuenta años después, Lama sigue siendo un reducto floreciente.

El punto de vista de Lama sobre las múltiples sabidurías de este mundo (con los brazos abiertos, y abiertos también de corazón, y dispuestos a aceptar que nunca tendremos todas las respuestas) me parece extraordinariamente femenino. La única posición de liderazgo, llamada la del Vigilante, rota en turnos de dos semanas, desde la luna nueva hasta la luna llena, y luego vuelve a empezar. Cada miembro de la comunidad, independientemente de su edad o educación religiosa, desempeña por turnos el papel de guiar al círculo en la práctica espiritual y dar la bienvenida a los invitados. Creo que una de las razones principales por las que el experimento de Lama ha tenido tanto éxito es precisamente por este compromiso de dar poder a la comunidad y por resistirse al impulso de elegir a alguien que vaya mandando a los demás. Fue donde aprendí a caminar como caminan las místicas en este mundo.

Las beguinas

La comunidad intencional no es un fenómeno reciente. Las beguinas fueron un grupo de mujeres que empezaron por reunirse en casas comunales de los Países Bajos, sobre todo de Holanda y Bélgica, en el siglo XII. La última beguina de la que se tiene conocimiento murió en Gante en 2014 a los 92 años. Tal como sucede en la Fundación Lama, las beguinas no se regían por ningún código estricto, y no estaban obligadas a profesar votos formales. A pesar de que sus miembros eran católicos (en parte por ser un asunto casi obligatorio en términos religiosos en la Europa de la Edad Media), y de que sus comunidades cuidaban mucho el aspecto monástico, las beguinas no eran monjas. Eran mujeres procedentes de un amplio espectro educativo y socioeconómico que habían elegido dedicar la vida a mantener un equilibrio entre la oración interior y el servicio al mundo. Las beguinas fueron unos poderosos ejemplos de la mística femenina. Cultivaron una conexión directa con lo divino en lo más profundo de su corazón, y expresaron esa intimidad cuidando de los pobres y los enfermos.

Como consecuencia, esta elección terminó siendo una cuestión de vida o muerte. La Iglesia veía a las beguinas bajo el prisma de la sospecha. Su énfasis en la oración como un asunto privado entre el alma y su Dios perturbaba la jerarquía institucional. Estas mujeres no necesitaban el permiso ni los poderes de la Iglesia institucional para afirmar su conexión con lo divino. Marguerite Porete, quizá la beguina que tuvo peor fama, fue acusada de ser un «espíritu libre» y condenada por hereje.

«Yo soy Dios, dice el Amor, porque el Amor es Dios y Dios es Amor, y esta alma es Dios por la condición del Amor», escribió Marguerite en su obra maestra de la mística *El espejo de las almas simples*. «Así es como esta preciosa amada mía recibe mis enseñanzas y mi guía, sin su persona, porque ella se transforma en mí, y algo tan perfecto, dice el amor, toma de mí su alimento». ¿El Amante transformado en el Amado? ¿Quería decir esa mujer que el alma se transformaba en Dios? Bueno, pues sí. En realidad, eso quería decir. Y además nunca se retractó, por eso terminó en la hoguera.

Amar al prójimo

Mi hermana del alma Greta es una monástica benedictina de tradición episcopaliana que se formó siguiendo el ejemplo de la beguinas. Para Greta, la esencia del mensaje cristiano es el de la conexión. «¡La comunidad, es que es Jesús…! –exclama Greta–. Esa es la razón de que yo sea cristiana». Y sus palabras me recuerdan cuando al rabino Jesús le preguntaron cuál era el mandamiento más importante, y él dijo: «amarás a Dios por sobre todas las cosas», con el corazón y el alma, y dijo también que deberíamos amar al prójimo como a nosotros mismos. «Todas estas instrucciones se aplican a las relaciones de una manera absoluta y profunda –explica Greta–. Amar al prójimo es una manera obvia de expresar esta conexión. Pero la plegaria contemplativa –o la meditación silenciosa— no trata de la nada. Trata de sentarse a meditar ante la presencia de lo Divino. Trata de descansar en Dios». Trata del Amor.

Nadie se llevó una sorpresa tan mayúscula como la misma Greta cuando esta se convirtió al cristianismo, por no hablar ya de que apostara por llevar una vida monacal. Greta había sido una pionera del movimiento americano que potenció el yoga y cofundó la legendaria YogaWorks en Santa Mónica, en California, y Yoga Zone en Nueva York. Antes había estado afiliada a un feminismo activista. Pero a pesar de que estas prácticas le fortalecieron el cuerpo y encajaban con sus valores, ninguno de estos caminos le ofreció el alimento que el alma de Greta ansiaba. En 2000, mientras la vida de Greta, que había construido minuciosamente, se deshacía (matrimonio, negocio y casa), una amiga la animó a apuntarse a un retiro en un monasterio episcopaliano de Massachusetts, solo para tener la oportunidad de darse un respiro y centrarse antes de dar el siguiente paso.

«El primer día que pasé ahí, un viejo monje (la persona más amable que haya conocido jamás) me encomendó unos quehaceres domésticos», me explica Greta. Esos trabajos iniciaron lo que sería su «experiencia de conversión». El monje le indicó que al regresar a su dormitorio esa misma noche, se sentara frente a una silla vacía y se imaginara que Jesús estaba sentado en ella. «Deshazte de todas las cargas de tu corazón –le dijo el monje–. Y cuéntaselo todo». Greta compartió la intensidad de su dolor con ese Jesús imaginario. No dejó de llorar durante todo el ejercicio. «Y no sentí que me dieran nada a cambio», admite Greta.

Pero esa misma noche, más tarde ya, cuando Greta finalmente se acostó en la cama, fue consciente, de repente y de
una manera muy intensa, de que allí había una vasta presencia:
no un Jesús de carne y hueso, sino el mismo Cristo cósmico.
No era un ser corpóreo, sino que más bien estaba formado
de una luz eléctrica. Greta se incorporó y se quedó clava-
da al ver esa luz eléctrica que se desplazaba hacia delante y
hacia atrás, que unía el corazón de Greta con el corazón del
Cristo cósmico. Sintió (más que oyó) las palabras: «Primero
tenemos que sanar tu corazón». Luego se acostó y notó que
el sufrimiento desaparecía. En ese momento supo que estaba
curada. Después de esa experiencia, Greta simplificó su vida,
regaló casi todo lo que poseía y redujo todas sus pertenen-
cias para que cupieran en una sola habitación, y así ha vivido
desde entonces.

«Solo quería llevar una vida monástica», me cuenta Greta.
«Quería que toda mi vida girara en torno a Dios». Y se puso
a buscar una comunidad de intención espiritual que encajara
con su deseo de llevar una vida de oración y servicio. «Le pedí
a Dios que me dijera lo que quería que hiciera por ella, y ella
me guió hacia la palabra *capellán*. Fue entonces cuando conocí
a Dennis, que era capellán de la cárcel, y supe que eso era lo
que debía hacer». Resulta que Dennis también había sentido
la llamada monástica; y así fue como los dos juntos crearon la
Comunidad del Amor Divino en California del Sur.

El hermano Dennis y la hermana Greta dividían la jornada
entre la práctica del oficio divino (las cinco oraciones contem-

plativas de la tradición benedictina) y el ministerio que impartían a los seres humanos que habían quedado atrapados en la red tóxica del sistema penitenciario de Los Ángeles. Cada vez que voy de visita a la Comunidad del Amor Divino me quedo asombrada de la alegría que irradia de los corazones de esos monjes amables, e imagino que esa alegría traspasa de luz los sombríos pasillos de las cárceles y de las prisiones donde pasan la mayor parte de sus días, curando y transfigurando todos los corazones que encuentran a su paso.

Quizá ya no sea un mal asunto formar pequeñas comunidades dedicadas a los valores de la práctica contemplativa y a la sostenibilidad medioambiental, pero sigue siendo subversivo. Vivir con otros seres humanos es uno de los más grandes retos que tendremos que afrontar. Si ya es difícil convivir con nuestros cónyuges e hijos, tomar decisiones, preparar la comida y aportar nuestro propio grano de arena al mundo junto con un grupo de personas que antes eran unas completas desconocidas para nosotros exige una gran capacidad de rendición y de humildad que raras veces se nos exige en la cultura dominante de la sociedad occidental.

Si contemplamos lo femenino, recurriendo al valor innato de la relación, podemos surcar estas estructuras sociales alternativas y encontrar un camino viable en los cambios venideros. No necesitamos residir en comunidades intencionales como la Fundación Lama, ni convertirnos en beguinas para vivir como unas místicas femeninas con amor y responsabilidad, pero es vital en estos tiempos de desesperada división que contactemos con el resto de la familia humana y apostemos por la verdad de nuestra interconexión de todas las maneras posibles.

La profetisa

No todos los místicos son proféticos por naturaleza, y tampoco todos los profetas sienten una inclinación por lo místico. Tradicionalmente, el principal problema del místico ha sido la comunión con lo Divino, y la mayor preocupación para el profeta ha sido decir la verdad. Para lo femenino, sin embargo, la línea que pasa entre la vida contemplativa y la acción social y medioambiental está tan borrosa que llega a ser insignificante. La profetisa mira en su interior, y ahí se reconoce en todos los seres, y eso la hace volcarse hacia el exterior y actuar en nombre de todos.

Todas las épocas tienen sus prioridades, pero no creo que la humanidad como un todo se haya enfrentado jamás a la amenaza de una extinción inminente como a la que ahora nos enfrentamos. Y en lugar de hacer todo lo posible para impedir el desastre, algunos de los hombres que están pilotando la nave del mundo nos llevan derechos al iceberg.

Necesitamos que todas las manos estén en el puente. A pesar de que no está en la naturaleza de todos y cada uno de nosotros denunciar a viva voz la violación de los derechos humanos y la degradación del planeta, creo que todos, en un cierto nivel, somos profetas, tanto hombres como mujeres, y que todos los profetas lo son a su pesar, al menos los auténticos. Tartamudeamos y protestamos cuando nos vemos llamados a actuar en defensa de los que sufren a nuestro alrededor. No podemos imaginar que el Todopoderoso haya elegido hablar a través de nosotros cuando hay tantas bocas que son tan o más válidas que la nuestra donde elegir. Si yo fuera Dios (que lo soy, como también lo eres tú), y alguien presentara su candidatura a profeta, lo despacharía sin contemplaciones. Desconfiaría de sus motivos.

Fijémonos, si no, en el ejemplo de Hildegarda von Bingen, la visionaria medieval de Renania: una auténtica profeta. Hildegarda empezó a tener visiones de un ser que se llamaba a sí mismo Luz Viviente cuando todavía era una niña. Sus profecías inquietaron tanto a los adultos que ella se esforzó por callarse sus mensajes y ocultarlos en su interior. Los había enterrado de niña, y de mujer los acallaba cada vez que veía que empezaban a aflorar. Sin embargo, esos mensajes seguían ardiendo en la parte más soterrada de su alma y amenazaban con destruirla si no los compartía con los demás.

Al final, a las puertas de la muerte, Hildegarda se rinde. Se incorpora y empieza a escribir la información cosmológica que fluye de ella en un torrente sin fin. Su enfermedad desaparece. Escribe y dibuja, compone una música coral celestial y confecciona remedios medicinales. Reza a la Divina Madre (María, Sofía, la Tierra…) y nos invita a todos a que entremos en relación íntima con la esencia vital que fluye a través de toda la creación.

Mira, si no, a Fátima, hija del profeta Mahoma, cuyo nombre significa «La Resplandeciente». Los que conocieron a Fátima, desde su niñez hasta su muerte, que sucedió a los 29 años, se fijaron en la luminosidad de su semblante. Muchos creyeron que sería Fátima quien seguiría el linaje del profeta. Sin embargo, Mahoma no tuvo la oportunidad de nombrar sucesor antes de morir; y esta ambigüedad creó la desavenencia histórica que existe entre los musulmanes y se conoce comúnmente como la separación entre sunitas y chiítas. Algunos de sus seguidores pensaron que el profeta habría querido que la comunidad decidiera por sí misma quién le sucedería tras su muerte (los sunitas). Otros, en cambio, pensaron que era Ali, primo y también yerno de Mahoma, quien debía dirigir la comunidad (los chiítas).

Sin embargo, todo indica que Mahoma sentía preferencia por su hija Fátima más que por cualquier otra mujer, y que la consideraba igual en estatus que a María, que es una figura tan profundamente respetada en el islam que el sagrado Corán le dedica todo un capítulo. A muchos les resulta perfectamente posible, tanto si son musulmanes como si no lo son, que Fátima fuera la persona más cualificada de todos los sucesores potenciales. No sabemos si ella llegó a reclamar el puesto, o si llegó a imaginarse que era digna de él. Sencillamente siguió amando a Alá con todo su corazón, con toda el alma y con todas sus fuerzas, y sirviendo de consuelo a los que sufrían. Ella misma padeció terriblemente.

Eso debe de ser lo que sienten los profetas: se sienten tragados, como el profeta de la Biblia, Jonás, que fue a parar al vientre de la ballena, y deben pasar un tiempo inmersos en la oscuridad. Primero accedemos a ser el portavoz de Dios, y luego, como le sucedió a Mahoma, el peso de esa carga casi nos aplasta. Llevamos a nuestro pueblo a través de los estrechos angostos de Egipto, como hicieron Moisés y sus hermanos Míriam y Aarón, solo para descubrir que nuestro pueblo prefiere la cómoda desgracia de la esclavitud. Como la Madre María y María Magdalena, amamos al Amado contra todo pronóstico y con todas sus consecuencias.

Las lágrimas del Buda

Un día, Avalokiteshvara, el Buda de la compasión, estaba en lo alto de la cima de una montaña contemplando el valle que se extendía a sus pies donde los seres humanos se afanaban con sus sufridos trabajos. Tenían quemaduras y gemían de dolor, avanzaban y retrocedían, nacían y morían, y volvían a nacer para volver a hacer las mismas cosas. El Buda no podía soportarlo. Tenía los ojos llenos de lágrimas, y se echó a llorar. Una de estas lágrimas cristalizó y se convirtió en Tara, la *bodhisattva* de la compasión. Tara se levantó, miró alrededor y le salió un juramento: «Me esforzaré en liberar a todos los seres mientras existan. Y siempre lo haré siendo una mujer». A continuación, se sentó a meditar, y estuvo meditando durante 10 millones de años, período en el que 10 millones de seres fueron liberados gracias al poder de su práctica.

Esta es la versión femenina del voto *bodhisattva*. Puede parecer un asunto de gravedad, pero no es tan solemne como parece. Tara es juguetona, irreverente y salvaje en su misericordia. Cuando empezamos a tomarnos a nosotros mismos y a nuestro camino espiritual demasiado en serio, Tara aparece y hace sus trucos ante nuestros ojos para hacernos reír de nuestra propia arrogancia. Tira de la manta que hay bajo los pies de los que muestran una falta de respeto por lo femenino. En el ámbito de la mente abierta, Tara baila. En los mares del corazón abierto, Tara calma todas las heridas.

Y entonces recordamos que no estamos solos. Innumerables mujeres han oído la llamada, y extendiendo las manos nos han bendecido y dado fuerzas para avanzar. No podemos, y no deberíamos, transmutar las toxinas del paradigma predominante dentro de las mismas células de nuestros cuerpos individuales. La alquimia se da en círculo. Necesitamos tejer juntas nuestros hilos de cariño para transfigurar este tapiz. Solo juntas podemos volver a reinventar el tratado territorial que hemos heredado y considerar que es una generosa invitación para participar en un festín comunitario. Mira a tu alrededor. Tienes aliadas por todas partes. Y te quieren.

Para profundizar

La sabiduría mística judía nos enseña que nacemos con una tarea en particular que debemos hacer para contribuir a la curación de este mundo, y que estamos diseñadas de una manera perfecta y precisa para hacerlo.

¿Cuál es la tarea, única en sí misma, impresa en tu alma? Te daré una pista: probablemente es algo que haces bien y seguro que también es algo que te encanta hacer.

Siéntate en silencio, con los ojos cerrados (o con la mirada perdida en un punto inferior). Permite contemplar tus fuerzas e imagina que puedes gobernarlas para el bien de los demás. Escribe una lista con las distintas maneras en que podrías seguir esta llamada, aunque no parezcan contribuciones muy relevantes, o aunque adopten una forma muy distinta a las que te habías imaginado. Desátate y sé creativa. Esboza un plan de acción para poner en práctica una de estas ideas.

La piel encuentra a la piel, y canta.

Dos se convierten en uno, que se convierte en dos.

El abrazo más sagrado.

6. El abrazo:
la encarnación sexual

Preliminares

Has sentido tu cuerpo y el cuerpo de tu amante como dos
instrumentos perfectamente diseñados para interpretar la
música del Amado. Y, en ocasiones, eso mismo te ha llevado
a endosarles a tus parejas íntimas todos tus impulsos más
devotos. A veces tu pareja ha sabido valorarlo, pero la
mayor parte de las veces ni siquiera se ha dado cuenta,
o incluso se ha sentido incómoda. Confundiste a los
músico bajistas deprimidos con Krishna. Intentaste
convertir a catedráticos pomposos en el Señor del Amor.
Pensaste que la atracción que sentías por otras mujeres
te salvaría. Todo eran distracciones. El resplandor
de lo real era demasiado intenso para soportarlo.

Cuando empezaste a sospechar que tu adoración estaba
fuera de lugar, cambiaste y dejaste de buscar en los bares y
en los *ashrams* para hacerlo en los aposentos más íntimos
de tu propia alma. Y ahí mismo (¡Oh, milagro!) se hallaba
el Amado, reclinado en un suntuoso emparrado sirviendo
vino (y, por si fuera poco, desnudo). «¡Ya estás aquí!»,
(exclama) y tú, de un salto, te echas en los brazos del Amado

(que, riendo, te cubre de besos). Estaba claro que el Amado llevaba esperando mucho tiempo (armado de paciencia).

Pronunciaste tus votos matrimoniales con el Amado, trocados en un voto de celibato. *«Si puedo romper mi adicción a las relaciones* –te dijiste–, *seguiré adelante con el amor de Dios».* Y durante un tiempo la promesa parecía que resultaría, pero luego empezó a fosilizarse. Te estabas aferrando a un concepto, que en el pasado había sido una certeza que te llenaba, y ahora eso mismo se estaba convirtiendo en cenizas en tus manos. La bendición de la unión con el Uno se había deteriorado y convertido en una afirmación dual: los amantes humanos son una ilusión, y el Divino Interior es lo único real. Abandonar la práctica del sexo parecía ser lo más seguro. Echando de tu lado a los hombres y las mujeres que amaste en el pasado, ya no te hacía falta solucionar los desagradables detalles de la experiencia de tu encarnación, ese lugar donde el corazón se rompe y el ego se transfigura.

Un buen día llegó alguien que también amaba al Amado. Y tú también fuiste amada.

No te amaron a ti en lugar de amar al Amado. Te amaron porque vieron brillar los ojos del Amado tras las lágrimas que vertías. Saborearon la fragancia del Amado entre tus muslos. Valoraron la sagrada escritura de tus conversaciones tomando el café por las mañanas o bebiendo vino al anochecer. Dijeron que vuestra relación era como el paisaje donde moraba el Todopoderoso. Y, ¡oh sorpresa!, ese amor te liberó y pudiste amar al Amado. A salvo en el santuario del abrazo de tu amante, te volviste tan fuerte que pudiste cultivar tu conexión directa con lo sagrado. Al final, resultó que no eras un obstáculo; eras el paso que va de la separación a la unión.

Ahora que un buen hombre o una buena mujer te aman tanto, puedes plantearte tener un tórrido devaneo con el

Amado. Y tu compañero o compañera serán tan fuertes que no les importará este flirteo en lo más mínimo; de hecho, eso mismo les hará quererte más. ¿Qué resulta más atractivo que una mujer inflamada de deseo por el Todopoderoso?

El deseo sagrado

Todo deseo es un deseo sagrado, al menos, en su raíz. A veces, la flor pura del querer se marchita y se vuelve tóxica, y es entonces cuando toda clase de aberraciones y adicciones salen como de la nada y lo estropean todo. Sin embargo, el impulso original surge del amor. Y todo amor es Amor del Uno. El Amor es la naturaleza del universo.

La religión organizada ha profanado el sagrado altar del deseo. Probablemente, eso tenga mucho que ver con que los hombres sean quienes dirigen el cotarro religioso y quienes sienten un terror paralizante cuando notan que desean demasiado a las mujeres (o a otros hombres.) ¿Cómo van a poder controlar el universo cuando se les revuelve el corazón y las entrañas con sensaciones que hacen peligrar unas estructuras, ordenadas con toda meticulosidad y construidas con el máximo cuidado, que ellos mismos han logrado que permanezcan erectas (y lo digo sin doble sentido)? La religión es orden... y por eso podemos depender de ella. El sexo es impredecible... y, por lo tanto, peligroso.

En todas y cada una de las principales tradiciones espirituales del mundo hemos visto que los hombres que ejercen el poder son capaces de transformar una situación perfectamente razonable y convertirla en un pecado terrorífico. Por ejemplo, puede parecer una buena idea reprimir a un joven (que suele tener las hormonas disparadas) durante un cierto tiempo, obligándole a comprometerse temporalmente a guardar celibato. Es como hacer un ayuno: limpia a fondo el organismo y nos aclara la perspectiva. Sin embargo, sería muy contraproducente pasarnos la vida entera muriéndonos de hambre. Puede que una larga vida de celibato les vaya bien a algunos, pero a otros les obliga a reprimir unos deseos que son saludables y a ocultarlos en un mundo de sombras donde pasan a adoptar una diversidad de comportamientos dañinos, como, por ejemplo, comer en exceso o abusar de los niños. Este tipo de problemas son lo que han hecho mella en la Iglesia católica, porque el clero se ve obligado a cumplir con el voto de celibato durante toda la vida. Y no solo es la tradición católico romana la que glorifica la renuncia. Muchas comunidades monásticas hindúes y budistas también exigen votos de castidad amparadas en la creencia de que el sexo, si estuviera libre de trabas, podría provocar una fragmentación del tejido social y convertirse en una distracción que apartara a los monjes de la vida interior. Eso lo comprendo. La abstinencia tiene una función espiritual, pero… ¿para siempre?

¿Cómo sería la sexualidad si, en lugar de prohibir a las personas que tuvieran relaciones sexuales entre sí (o consigo mismas), las animáramos a vivir con conciencia plena todas sus experiencias sensuales? ¿Qué sucedería si, mientras nos acariciamos el vientre, centráramos nuestra curiosidad en los matices del contacto de nuestros dedos con la piel? ¿Y cuando nuestro amante dedica toda su atención a la curvatura de nuestra clavícula y la turgencia de nuestros pezones? El poder de la presencia difumina las líneas que se han trazado entre el yo y lo otro. Eso es lo que el filósofo judío Martin Buber quiso decir cuando hablaba de la relación «Yo-Tú». Cuando conectamos profundamente con otro ser, tocamos lo Divino. Es difícil tratar a otra persona como si fuera un objeto, o abusar de ella si uno está plenamente presente y ve en su rostro la faz de Dios.

La sombra

Sin duda alguna, el deseo tiene su lado oscuro. Cuando yo era una adolescente me colé por un tío mucho mayor que yo (alias «el maestro charlatán»), que me dispensó más atenciones de las que nunca nadie me había dado en toda mi vida. ¡Yo era hermosa! ¡Era brillante! ¡Un ser que casi había alcanzado la iluminación! Y ese hombre, no solo me hizo sentir especial, sino que además procuró que me sintiera también a salvo y protegida. A mí me habían criado con unos criterios un tanto excéntricos, con buenas dosis de caos e incertidumbre, y la constancia de sus atenciones fue la cueva en la que encontré refugio.

Ahí es también donde nos escondemos. Algo en lo más profundo del alma me decía que esa intimidad estaba mal. Recuerdo una noche que estábamos en una granja de Mendocino, en California, trabajando en mantenimiento. Habíamos estado lavando los platos en la cocina después de cenar y se nos había hecho tarde. Para regresar a la cabaña del bosque en la que nos alojábamos con unos amigos, teníamos que atravesar un espeso bosque de secuoyas. Estaba tan oscuro que, aunque él iba a mi lado, no podía verlo, solo lo sentía. Podía oír sus pisadas y notar el olor de su pelo sin lavar.

De repente, me quedé sobrecogida del espanto. Se me pusieron los pelos de punta y un escalofrío me recorrió la espalda. Noté como si estuviera ante la mismísima presencia del maligno, y todos los músculos de mi cuerpo se tensaron preparándose para la huida. «Esto es ridículo –me dije a mí misma a modo de reproche–. Él es tu amado. Es un santo (no olvides que fue él mismo quien te lo dijo). Contrólate».

Me obligué a mí misma a no hacer caso de esa sensación espeluznante y a considerarla el producto de una imaginación desbordada. Incluso me dije que era posible que lo que estaba sucediendo fuera que las fuerzas de la oscuridad intentaban bloquear la luz que nuestro amor sagrado desprendía.

En esos momentos llevábamos más o menos un año manteniendo relaciones sexuales ilícitas. Me había acostumbrado a depender de su afecto y no podía soportar la idea de estar sin él. Por eso deseché esa señal de advertencia corriendo un tupido velo sobre el tema, y cada vez que detectaba que se encendía la parpadeante luz roja, visible a través de las capas de la negación, racionalizaba la situación y la descartaba.

Recuerdo otra ocasión en la que supe que estaba atrapada en la red tóxica de este hombre. Acampábamos en solitario en el desierto del Parque Nacional de Canyonlands. Un día decidimos tomar ácido. Tengo que confesar que a mí me aterraban las drogas, porque me habían dado LSD sin yo saberlo cuando tenía 13 años y, como ya he mencionado en las páginas anteriores, ese fue el desencadenante de que pasara varios años teniendo *flashbacks* y sufriendo estados disociativos. Pero mi amante me convenció de que echarse un *trip* en ese hermoso entorno con mi valiente protector de guía no solo sería seguro para mí, sino que además me liberaría.

No fue ni seguro ni liberador. Cuando la droga me dejó frita, tuve la sensación de que mi amado era el demonio. Yo ni siquiera creía en esa criatura, pero en ese momento, ese hombre, mi amigo íntimo, representaba la viva imagen de Satán. Era repugnante y cruel, despótico y patético; y quería consumirme el alma. Si hubiera podido salir huyendo, lo habría hecho, pero no tenía ningún lugar a donde ir. Por lo tanto, me encaramé a una losa de arenisca, me senté en ella y esperé a que terminara ese viaje al infierno. Al final, nos pusimos en pie y subimos al coche. Atravesamos despacio el campamento escuchando a los Dire Straits en el estéreo del automóvil, y eso me calmó un poco. Cuando el sol empezaba a ponerse, derramando sobre el desierto su fracturada luz, preparamos unos huevos revueltos, freímos bacon y tomamos cerveza. El Maligno se desvaneció. Mi hombre encendió una linterna tipo Coleman y me leyó un capítulo de *Autobiografía de un Yogui*.

Las mujeres tenemos que encontrar el equilibrio entre lo que significa abandonar las limitaciones sexuales que nos han impuesto durante miles de años de opresión patriarcal y mantener unos límites que garanticenn el cuidado de nosotras mismas. Por un lado, desafiamos a los hombres que se valieron de sus posiciones de privilegio para poder acosar sexualmente y rebajar a las mujeres y les exigimos que tomen conciencia de su misoginia inconsciente y asuman las responsabilidades de sus acciones perjudiciales. Por otro lado, afirmamos que somos dueñas de nuestros propios deseos y celebramos la libertad de vivir plenamente en nuestros cuerpos y disfrutar de nuestras relaciones íntimas con otros cuerpos libres. Esta danza de la intimidad consciente es una de las prácticas más sagradas que tenemos a nuestra disposición, y una de las más atrevidas.

La divina dismorfia

Las mujeres lo sabemos. Nuestros cuerpos lo saben. Nuestras almas lo saben. Estamos bendecidas y, a la vez, malditas con la capacidad de notar la malicia. Podemos adivinar cuándo no nos encontramos a salvo, cuándo van a violarnos. A pesar de que me educaron unos padres feministas e inicié mi edad adulta en una sociedad que otorgaba un poder nunca visto a las mujeres, yo seguía sintiéndome heredera de ciertas normas culturales retrógradas que me animaban a desoír lo que había aprendido en favor de encontrar a alguien que cuidara de mí. El charlatán, ese hombre que se acostó conmigo cuando yo era una adolescente y con quien me casé más tarde, era toda mi vida. Si le dejaba, me aseguró él, el universo entero se desharía en mil pedazos. Y le dejé. Y puedo asegurar que cuando lo hice, todo se arregló. Salí despedida hacia el universo... y aterricé en el centro mismo de mi propio ser.

No obstante, a pesar de que ya he llegado a conocerme bien por dentro y es muy poco probable que vuelva a desviarme, todavía vacilo. Todavía me veo buscando, de una manera muy sutil, eso sí, la aprobación de los hombres; y algo en mí se relaja cuando la consigo. Todavía comulgo con las pautas que da la sociedad sobre lo que ha de ser la belleza femenina. Confieso que me preocupa demasiado el índice de mi masa corporal. Y, sin embargo, puedo mirar (y, de hecho, miro) a mujeres que son mucho más recias que yo y las veo bellas. Encuentro que sus suaves curvas son muy sexy. Mientras tanto, yo me esfuerzo por conseguir que me sobresalga la clavícula, que mi pelvis sea angulosa y mi vientre, cóncavo. Cuento todas y cada una de las calorías que consumo, y al final del día hago un cálculo concienzudo. Hago ejercicio compulsivamente, ansiosa por compensar los días que he faltado al gimnasio. Cuando noto que me aprietan más los tejanos, mi autoestima empieza a desmoronarse.

Me da apuro admitirlo, pero sería hipócrita si fingiera que solo porque estoy escribiendo un libro sobre sabiduría femenina, me sé al dedillo la manera de interiorizar 5.000 años de valores que han dado la ventaja a los hombres por encima de las mujeres. Hace tiempo me di cuenta de que mi preocupación por la comida no tiene tanto que ver con la estética como con el poder. No pretendo ganar un concurso de belleza vestida en bañador. Intento luchar a brazo partido para ganarme a pulso poder sentarme a la mesa a la que se sientan los grandullones. ¡Ojalá mis caderas fueran rectas y mi pecho plano, porque así podría pasar por un tío! Así no tendría que disculparme por existir, por la pasión que me embarga y por mis opiniones.

Soy una mujer con curvas. Aunque estuviera dispuesta a matarme de hambre (cosa que intenté a los 20 años), seguiría teniendo la cadera ancha y unos buenos pechos; mis muslos serían gruesos y tendría el culo redondo. Por eso, esta cruzada antigrasa es un ejercicio inútil. No quiero decir con ello que las mujeres tengan que capitular sencillamente y renunciar a tomarse el esfuerzo de estar sanas y mantenerse en forma. Gobernar la nave de este cuerpo es un acto sagrado. Comer alimentos sanos y limpios y comprometerse a hacer ejercicio físico es una manera de rezar. Ahora bien, no siempre me queda clara la diferencia que existe entre cuidar de mí misma y caer en la dismorfia corporal. No siempre sé si cuido lo que como y levanto pesas porque estoy liberando mi autoestima, o porque siento un odio inconsciente por mí misma; lo estoy trabajando. Nos cuesta ver nuestra propia sombra; anda rezagada en la estela que dejamos a nuestro paso.

Lo que me esfuerzo en recordar es que es un ejercicio muy valioso, un camino sagrado, el de honrar y celebrar el cuerpo, y no solo los limitados ideales del cuerpo que nos han impuesto los hombres (y que inconscientemente han apoyado las mujeres que se juzgan a sí mismas y a las demás pensando que no alcanzan los niveles imposibles que marcan la industria de la moda y la belleza). La mujer despierta honra la forma, la talla y la tez de su forma física. Lo Femenino Divino es un prisma que lanza reflejos radiantes en todas direcciones. Es prepubescente, y es anciana también. Es flexible, y voluptuosa. Es muy morena, y es opalescente. Tiene dos pechos, o uno solo, o ninguno. Tiene buena vista o es ciega, tiene una salud de hierro o está luchando para vencer un diagnóstico terminal. Es maravillosa y perfecta. Es deseable, y sus deseos son valiosos. Sus deseos son sagrados. Desearla es ser bendecido.

El camino del medio

Cuando el Buda se despertó de su largo *samadhi* (un estado profundo de meditación) bajo el árbol de Bodhi, su primer discurso trató del Camino del Medio. El Buda defendió que era deseable mantener el equilibrio entre la indulgencia excesiva y el ascetismo radical. Predicó las Cuatro Nobles Verdades en un esfuerzo por señalar el camino hacia la auténtica felicidad. La primera verdad que el Buda identificó es que la existencia se afirma desde el sufrimiento, o *dukkha*, término que se ha traducido de una manera más genérica como «insatisfactoriedad». La segunda verdad es que el sufrimiento tiene una causa, y que la causa es *tanha*, «el deseo» o «el anhelo». La tercera verdad es que podemos lograr que disminuya el sufrimiento abandonando todo deseo. Y la cuarta verdad es que existe un remedio para este síndrome: el camino de ocho partes, que consiste en las visiones adecuadas, la intención adecuada, el discurso adecuado, la conducta adecuada, el sustento adecuado, el esfuerzo adecuado, la conciencia plena adecuada y la meditación adecuada.

El fallo técnico surge a partir del malentendido fundamental que genera la palabra en pali *tanha*. Si traducimos *tanha* sencillamente como «deseo», es probable que volvamos patológica una característica de lo más natural e imposible de erradicar en la naturaleza humana. Muchas personas han terminado usando esta «verdad» como una excusa para sacarse la porquería de encima, la propia y la de los demás, basándose en la idea de que no es muy espiritual que a una le apetezca un buen abrazo o un fantástico helado con guarnición de nata, fruta y nueces (yo me lo pido de café, por favor).

A mí me da la sensación que es justo lo contrario de lo que el Buda quería que captáramos del famoso Sutra que hizo en Deer Park, el primer sermón que dio después de su despertar. Creo que lo que el Buda quiso decir (y muchos coinciden conmigo en este punto, como mi heroína, la maestra de budismo tibetano nacida en Estados Unidos Pema Chödrön, que expresa este concepto con más pericia de lo que yo podría expresar jamás), fue más o menos lo siguiente: cuando podamos dejar que las cosas sean tan solo lo que son y estemos dispuestos a aceptar la realidad con los brazos abiertos, la mirada limpia y un corazón compasivo, se abrirá un espacio que dará cabida tanto al fuego del deseo como también a la ecuanimidad. Podremos desear sin aferrarnos a lo que deseamos. Podremos soltar sin apartar lo que estamos soltando de golpe. Cuando nos rendimos a la realidad, la realidad no duele tanto.

El estilo femenino no es reprimir ni ser indulgente. Bueno, quizá un pelín indulgente, sí, porque consiste en recuperar la santidad de la pasión, en bendecir el ardor del anhelo, y en decir sí a la danza salvaje, indómita y desatada de la vida. Consiste más bien en festejar la sagrada dulzura del cuerpo: el sexo, la comida, el ejercicio y el descanso.

Una nueva representación del arquetipo de María Magdalena

En *La noche oscura del alma*, Juan de la Cruz describe la pasión de María Magdalena por Jesús como un símbolo del derecho por nacimiento que tiene el alma humana que arde por Dios de hacer todo lo que sea necesario para conseguir llegar hasta su Amado. María entra como una exhalación en los salones de los ricos y poderosos exigiendo ver a su Amado, y cuando lo encuentra cenando con los hombres, abre una botella de esencia de nardo de incalculable valor y con ese aceite aromático le lava los pies. Luego se los seca con el pelo. ¿Se siente Jesús mortificado porque esta discípula suya se haya presentado sin ser invitada a un reducto exclusivo para los hombres? De ninguna manera. ¿Se escandaliza al verla derrochar una sustancia tan cara? Pues no. ¿Le dice que su lugar no está entre esos hombres? Jesús no hace nada de eso. Al contrario, la alaba por su amor y la pone de ejemplo para todos nosotros.

En el hinduismo, los pies del gurú son lo más sagrado. Quitar el polvo de los pies de loto del Amado simboliza la relación del maestro con el discípulo. En la Biblia se cuenta también otra historia que dice que Magdalena lava los pies del amado con sus lágrimas. Está lavando los pies de loto del gurú con la fuente de su amor y su dolor, ¡y el Amado florece para ella y para todos los seres vivos!

En definitiva, es posible que la mujer que aparece en los evangelios y que lava los pies de Jesús y se los seca con el pelo quizá no fuera María Magdalena. Los estudios recientes sugieren que identificar la figura de una «pecadora» desconocida con la de María Magdalena quizá fue la manera en que la temprana Iglesia romana trató de marginar y limitar el poder y la influencia que esa mujer ejercía en la vida de Jesús. María, de hecho, era una mujer de recursos, y amiga íntima de Jesús, y parece ser que de sus recursos dependieron el joven rabino Jesús y sus seguidores más próximos. La Iglesia ha seguido minimizando la legitimidad de la figura de María Magdalena desde entonces y la ha usado de excusa para denigrar a las mujeres y apartarlas de los cargos de autoridad en el ámbito de la religión.

María Magdalena no solo fue un apóstol por derecho propio, sino que probablemente fue la Apóstol de los Apóstoles, condición que el papa Francisco le otorgó oficialmente en una fecha tan tardía como 2016… La Magdalena estuvo presente a los pies de la cruz mientras Jesús agonizaba, estuvo también presente en su entierro, y presente estuvo cuando fue a ungir su cuerpo a la mañana siguiente del Sábat, cuando él se le apareció resucitado por primera vez y la envió a darles a sus discípulos la buena nueva de que no había muerto. Sin embargo, 600 años después, durante el mandato del papa Gregorio I, a María Magdalena se la había relegado al puesto de prostituta arrepentida; y a partir de entonces se le negó (expresamente) la maestría.

¿Hubo algo más serio en la relación que mantuvieron Jesús y María Magdalena? ¿Fueron algo más que maestro y discípula, o incluso algo más que compañeros de la misma religión? Probablemente. No era habitual que un joven judío palestino del siglo I se quedara soltero, por muy contracultural que fuera el estilo de vida que llevase. No es de extrañar que el imaginario literario se sintiera cautivado ante la idea de si María Magdalena y Jesús de Nazaret fueron amantes, y si llegaron a concebir un hijo o una hija. A mi entender, estas preguntas no son tan distintas de las que podríamos hacernos en torno a la virginidad de María, la madre de Jesús. ¿La Madre María se quedó embarazada sin mantener relaciones sexuales, o cabe interpretar su «virginidad» como esa pureza que le permitió rendirse ante Dios?

Estas especulaciones son bastante intrigantes, pero potencialmente nos dejan desorientados. El carácter sexual que adquiere el tema puede distraer nuestra atención de otra pregunta que es incluso más subversiva: ¿Por qué la comunidad cristiana no reconoció a María Magdalena como la compañera espiritual íntima del rabino Jesús (siendo como era probablemente la discípula más cercana a él, quizá incluso su equivalente espiritual)? ¿Y de qué manera la falta de descripciones sobre María Magdalena impidió que las mujeres participaran plenamente del linaje de Cristo? María hablaba con el lenguaje del corazón; ejemplificaba la devoción. La Iglesia institucionalizada sigue el estilo de la mente analítica. Las enseñanzas de María están arraigadas en el cuerpo y fundamentadas en la experiencia directa con lo sagrado. El dogma de la Iglesia exigía una adhesión incuestionable a las doctrinas establecidas y a los rituales prescritos. Y dada la relación personal que ella mantenía con Cristo (una conexión que no exigía la intercesión de una autoridad masculina), no cuesta ver que María Magdalena pudiera ser considerada una amenaza.

Ni santa ni puta

Nuestro mundo posmoderno está empezando a recuperarse de la dicotomía santa-puta que la Iglesia romana nos legó y según la cual la única elección que tenemos como mujeres es servir como leales esposas (léase castas y aburridas) o morar al margen de la sociedad como prostitutas sucias y profanadas (aunque irresistibles, eso sí). Hemos desarrollado una visión más matizada de la sexualidad femenina y prácticamente hemos rechazado la castidad por ser un concepto arcaico y contraproducente (aunque sigue infiltrada en la cultura con tanta insidia que las mujeres y las chicas empezamos a cuestionarnos nuestra propia valía cuando deberíamos estar animándonos).

Las mujeres occidentales de nuestra época empiezan a reconocer que contamos con más opciones en esta vida al margen de complacer a los hombres y traer al mundo a sus hijos. Y los hombres ya no se sienten tan condicionados a enviarnos a paseo a las esposas, sexualmente hablando, después de haberles dado hijos, o a tratarnos como si fuéramos su madre cuando empiezan a considerarse nuestra pareja. Estas cosas todavía suceden, qué duda cabe, pero al ser más conscientes de que una mujer es una persona completa, cuesta más mantener algo así en secreto. Aunque nuestra sociedad consumista siga tratando a las jóvenes como si fueran objetos, el diálogo cultural está cambiando para que los hombres despierten y sean más conscientes del tema de la seguridad, el consentimiento y la dignidad inherente de los cuerpos femeninos. Al menos en lo que se refiere a las mujeres blancas; las negras y las mestizas todavía se ven sometidas públicamente a un control que ya no padecen las blancas, y además están sujetas de manera desproporcionada y en un número alarmante a actos de violencia sexual (y la prensa convencional, dominada por los blancos, no se hace eco de ello en sus artículos).

Las mujeres han alcanzado un punto crítico en todo el planeta y rechazan de plano que se les falte al respeto. Desde Hollywood a Washington, DC, pasando por la India y México, en las iglesias y en las familias extensas, aunamos esfuerzos para apoyarnos las unas a las otras y reparar los daños que ha causado la milenaria aprobación de que han gozado los abusos sexuales. Las que tenemos el privilegio de expresar la rabia sin temer por nuestras vidas nos comprometemos a decir la verdad, de una manera pura y dura, y a desafiar todas las reglas no enunciadas que nos hacen pagar muy caro el hecho de hablar en voz alta.

Sin embargo, no llevamos tanto camino recorrido en lo que se refiere a la conquista del poder de las mujeres como el que hemos realizado en defensa de la sexualidad femenina. Es como si todavía esperásemos que nuestros políticos fueran duros y astutos, y luego les echáramos la culpa por ser «demasiado masculinos». En el ámbito espiritual, las mujeres que han llegado a convertirse en líderes a menudo capitulan ante las prerrogativas masculinas, se sacan un título y amasan seguidores, y esos seguidores luego les atribuyen una posición tan elevada que las apartan de nuevo. A pesar de que el acceso que tienen las mujeres al seminario y su capacidad de ser ordenadas es motivo de celebración, las rabinas, las *roshis*, las sacerdotisas y las *swamis* a menudo recrean de manera inconsciente esas mismas estructuras que el feminismo pretende desmantelar. Establecen mandatos, exigen obediencia y presiden rituales reservados a los funcionarios religiosos de la élite; y de esa manera impiden que el que no cuente con su aprobación formal no pueda compartir con ellas sus dones espirituales.

El espectro sagrado

La espiritualidad femenina encarnada no se limita al ámbito de las personas que se identifican como mujeres. Así como las rígidas filiaciones religiosas están evolucionando ante nuestros ojos y reconocen la verdad viviente que se halla en el seno de todas las tradiciones espirituales, tener una relación más fluida con nuestra identidad sexual nos deja más libertad para que nosotras también podamos cultivar una conexión directa y auténtica con lo sagrado. Muchos pueblos aborígenes reconocen desde hace milenios que algunos individuos están dotados de un alma masculina y femenina a la vez, y que eso les confiere la capacidad y la responsabilidad de actuar como sanadores para sus comunidades.

Mi amiga Kishan es una bailarina solar de tradición lakota. Ellas son una persona no-binaria desde que tienen uso de razón («Ellas» es el pronombre que prefiere la mayoría de personas no-binarias). Oriunda de Trinidad, Kishan mezcla sus raíces afrocaribeñas y su vida de lakota. Mi amiga es una activista contemplativa que pasa muchas horas quieta y en silencio cada día, y además está involucrada en temas de justicia social en la ciudad donde vive, que es Albuquerque.

Un día, mientras estaban en meditación, Kishan recibió el mensaje de que tenían que partir en busca de una visión en solitario a una tierra ceremonial, y que para ello debían arrastrar una calavera sagrada de búfalo amarrada a la espalda, que tenían que agujerearse, y todo eso debían hacerlo en nombre de lo Femenino Divino.

En plena agonía solitaria, Kishan tuvo una visión de Jesús. Comprendieron que Jesús estaba allí para compartir sus sufrimientos y que, en realidad, nunca estaban solas, que nadie está nunca realmente solo. El modelo masculino que defiende el sufrimiento por el bien de la evolución espiritual no tiene lugar en el sagrado corazón de Cristo. Jesús ayudó a Kishan a llevar su cruz, a portar la calavera de búfalo, a recibir una visión sanadora, a bailar ante el sol para lo Femenino Divino.

¿Jesús acudiendo en ayuda de una bailarina solar no-binaria de tez oscura procedente del Caribe que carga con un cráneo de búfalo en honor de lo Femenino Divino? ¡Pues sí! Kishan no es la única persona que conozco que está desafiando los estereotipos existentes de la espiritualidad femenina. Una de las estudiantes de filosofía más dotadas a la que he tenido el honor de dar clases, hija de madre judía y padre chicano, no solo hizo la transición de lo masculino a lo femenino, sino que además se convirtió al islam derrocando media docena de supuestos culturales sobre lo que es ser mujer en el ámbito del despertar espiritual (combinado, por cierto, con una práctica comprometida en favor de la justicia social). Y luego está Billy, un transexual que antes había sido un feminista neopagano llamado Annie. Billy me contó que era miembro de un grupo wiccano exclusivamente femenino, y que empleaba mucha energía intentando personificar a la Diosa, pero que no terminaba de encontrarse bien. Y ahora que ya es un hombre, Billy se deleita siendo el consorte de la Diosa en lugar de intentar ser la misma Diosa. En cualquier caso, según afirma, ahora ha empezado a encarnar a Pan, el dios cornudo, el que ama y protege a la Diosa y a todos sus hijos.

Cada vez hay más chicos en la sociedad occidental que parecen entrar en la edad adulta con un sentido muy amplio de lo que es la identidad de género. Veo eso en las aulas donde imparto clases, y asomando por el horizonte de todas las plataformas de redes sociales. Estos jóvenes se acercan a la sexualidad con un corazón abierto y una mente curiosa, dispuestos a amar a quien realmente aman, sin soportar la carga de los papeles de género preconcebidos que limitan el encuentro con la belleza del otro. Esta amplitud de miras me da esperanzas para creer en un mundo más pacífico, para creer que viviremos en un mundo en que el corazón será quien guiará nuestro camino.

Lo masculino divino

A veces, los chicos me lanzan un desafío: «¡Eh!, oye, ¿por qué no hablas nunca de lo masculino divino?».

Siempre tengo un par de respuestas preparadas para la ocasión. La primera es «porque miles de años de dominación masculina de alguna manera han desequilibrado este mundo, y este debate sobre lo Femenino Divino es un esfuerzo por rectificar esa situación».

La otra respuesta que les doy es: «porque no tengo ni idea de cómo es».

Luego recuerdo que debo quitarme la armadura y darme permiso para sentir qué forma adquiere lo Masculino Divino en mi corazón. Y entonces me doy cuenta de que se parece a mi marido, Ganga Das (alias Jeff). Y a mi hermano, Roy. Y a mi querido amigo, el sacerdote católico romano e iconógrafo al que llamo con todo mi afecto padre Bill. Y al menos a una docena de hombres que conozco y amo (o admiro en silencio).

Mi esposo encarna esa mezcla idealizada de hombre cuidador y masculino. Cuando nos juntamos, Ganga Das tenía tres hijas, y yo aporté dos más al grupo. Oye, ¡que ese hombre terminó teniendo cinco hijas! Además de un par de esposas. Bueno... no a la vez, claro. De hecho, había transcurrido un lapso respetable entre nosotras, que él dedicó a los rigores del trabajo a la sombra: al principio pasó a integrarse en un par de grupos, luego leyó libros como *Iron John: una nueva visión de la masculinidad* y *Codependent No More*, y al final volvió la mirada hacia su interior para enfrentarse a sí mismo con curiosidad y valentía. Cuando lo conocí, tenía justo ese punto almibarado que se precisa para dar un paso adelante y convertirse en un tío divino.

Ganga Das hace todas esas cosas que los hombres hacen condicionados por las mujeres. Arregla lo que se estropea, nos guía cuando viajamos a ciudades o vamos al bosque, arrasa con toda la maleza usando su motoguadaña, asa el pollo en la barbacoa y enciende el piloto de la calefacción radial de suelo cuando estamos a finales de octubre. ¡Ni te imaginas lo que yo valoro todas estas tareas... y lo descansada que me siento gracias a eso!

Además, me prepara la taza de té perfecta: con leche y miel; y me la sirve con una reverencia galante. Me escucha mientras le suelto la sempiterna letanía de dudas sobre mí misma que siempre me asalta (y que siempre voy cambiando) cuando nos damos un baño juntos en la bañera. Cree que soy lista, y además sabia, y siempre encuentra la manera de decírmelo cada día. Cuando me quito la ropa, suelta una exclamación como si yo fuera Venus saliendo de la concha para ir a refugiarme entre sus brazos, aunque ya llevamos juntos un par de décadas y se me ven los signos de la edad. Cuando consigo algún éxito, me alaba; cuando estoy decepcionada, me consuela, y cuando estoy enferma, cuida de mí. Sin embargo, tampoco se pasa con sus alabanzas, su compasión o sus cuidados. Todas esas atenciones están inspiradas en la dignidad, tanto en la suya como en la mía.

Por si te estás poniendo verde de envidia, deja que te diga que la otra cosa que convierte a mi marido en el ejemplo perfecto de lo Masculino Divino es el amplio repertorio de defectos que tiene. Ganga Das es un veterano de la guerra de Vietnam, y dista mucho de sentirse conectado a sus emociones. Es capaz de dar todo su apoyo a los que sufren, pero raramente se permite expresar sus propios sentimientos. Las únicas veces que lo he visto llorar fue cuando su padre murió, y lo hizo durante unos treinta segundos, y la otra, cuando mi hija falleció; entonces quizá tardó medio minuto más en dejar de llorar. Y no porque no amara a esas dos personas con todo su corazón, porque las amaba, y mucho. Guardó luto por ellas. Sin embargo, algo en su psique había muerto a raíz de haber combinado una educación de clase media americana, haber sido incorporado a listas siendo un joven surfero para ser destinado al sudeste asiático y haber vivido los años posteriores al ejército en un *ashram* comprometido en una *sadhana* rigurosa (que es una práctica espiritual). La prueba es que no se le dan muy bien las emociones complicadas. Y entonces se pone a bromear. Es un hombre muy divertido. Y este espíritu juguetón lo ha llevado lejos... Muy lejos en realidad. Yo vivo con esta paradoja. Y él también. Pero eso no me preocupa.

Si me preguntas qué aspecto tiene lo Masculino Divino que camina por esta Tierra, te diré que se parece a esos hombres que saben ponerse en ridículo, que se ríen de la gran broma cósmica en que se han convertido sus propias vidas y que hacen que nos desternillemos de risa con su irreverente y sagrado ingenio. Su aspecto también es el de la bondad. Cascadas de bondad amorosa, que ofrecen sin trabas, sin arrogarse el más mínimo privilegio. Como hizo Hanuman, el dios mono de la tradición hindú, cuya santidad le viene de pensar que él no es nada especial, los hombres que percibo como los ejemplos más luminosos de lo Masculino Divino nunca estarían de acuerdo conmigo si les dijera que son divinos. Ellos creen que solo son monos.

Las etapas de la vida

Las relaciones que mantenemos con nosotros mismos y con los demás van mutando a medida que maduramos. El cambio se forja en nuestros cuerpos. Las hormonas influyen en el diseño de nuestros sueños. La sabiduría va aumentando aun cuando la fecundidad disminuye. Lo que en el pasado nos daba impulso va perdiendo velocidad para que podamos apearnos y seguir paseando. Empezamos a percibir la belleza ubicua que antes no advertíamos porque íbamos distraídos. Regresamos al hogar de nuestros queridos cuerpos de un modo que jamás habíamos podido experimentar cuando estábamos en la flor de la vida. Lo que antes nos importaba tanto, ahora nos importa mucho menos, y hay otras cosas que pasan a ser más importantes. Estamos diseñados evolutivamente para aceptar estos cambios, aun cuando estemos condicionados culturalmente para resistirnos a ellos. A veces, nuestras experiencias espirituales más profundas se despliegan al alcanzar la edad madura.

Mi amiga Gangaji es el ejemplo perfecto que demuestra que nuestras vidas interiores cambian a medida que maduramos con los años, y que eso nos lleva a establecer un contacto más íntimo con nuestra experiencia encarnada. Tras toda una vida sembrada de búsquedas, esta maestra espiritual contemporánea de Estados Unidos vivió su despertar a los 48 años, cuando conoció a su maestra y abandonó todos sus esfuerzos por lograr que las cosas fueran diferentes a como eran en realidad. Como le dije a Gangaji, a su misma edad Teresa de Ávila tuvo lo que decimos su «segunda conversión», y notó de una manera espontánea que su corazón se había cerrado al amor verdadero, que siempre estuvo con ella en la forma de Cristo, y que a partir de entonces nunca dejaría de estar con ella. Tanto para Gangaji como para Teresa, la conexión directa con la simple verdad de Lo Que Es lo cambió todo. Hasta ese momento, las dos mujeres habían gastado una gran cantidad de energía intentando encontrar explicación al problema de ser humanos.

«Recuerdo que cuando tenía 11 años estaba sentada en un bordillo, en Mississippi, intentando averiguar cómo podía salir de ahí», me contó Gangaji. Y al decir «salir de ahí» se refería al gran abanico de impedimentos que le imponía la restrictiva vida sureña que llevaba. Condicionada a creer que su salvación pasaba por encontrar al hombre adecuado, la joven Gangaji aprendió a utilizar a los hombres como simple escapatoria. La satisfacción sexual, así como unos estados de meditación cada vez más profundos, le servían para aliviar de manera temporal su sufrimiento humano, pero no conoció la auténtica serenidad hasta que conoció al santón hindú Papaji. Fue entonces cuando descubrió que «lo que percibimos que está en nuestro camino es el camino». Y se dejó ir. Se relajó. Y la paz (junto con un buen sentido del humor y una gran dosis de bondad amorosa) inundó ese espacio que tantos esfuerzos habían mermado.

Mientras hablábamos del tema, Gangaji tuvo una revelación. Tenía 11 años cuando inició su búsqueda, el mismo año en que le vino la regla. Tenía 48 cuando la terminó, al conocer a Papaji, y eso también coincidió con el inicio de la menopausia. Muchas de las experiencias que tuvo durante esos años intermedios (tanto en el aspecto sexual como en el espiritual) fueron debidas en parte a la bioquímica, como suele sucederle a la mayoría de las mujeres.

Cuando las hormonas empezaron a fluir, la joven Toni (a la que Papaji le dio el nombre de Gangaji tras convertirse en su maestro) se sintió transportada a una danza de deseo y disciplina que se fue desplegando a lo largo de cuatro décadas. Estas experiencias la hicieron alcanzar altas cumbres felicidad, pero también la llevaron a desiertos muy profundos. Cuando su realidad física cambió, llegada la mediana edad, su alma fue capaz de acceder por métodos naturales al dulce fluir que siempre había estado buscando a través de la práctica espiritual. Gangaji se reía encantada cuando empezó a darse cuenta de lo que le pasaba.

Hemos establecido una conexión entre la experiencia de Gangaji y la enseñanza hindú de «las etapas de la vida». El hinduismo, una de las tradiciones espirituales más inclusivas y tolerantes, reconoce que la vida humana tiende a seguir una cierta trayectoria. La fase de «estudiante» empieza con la pubertad. Es cuando tenemos hambre de aprender todo lo que podamos sobre la vida. Cuando nos sentamos a los pies del maestro y absorbemos todos los conocimientos y sabiduría de que somos capaces. A los 20 años casi todos respondemos al instinto de buscar pareja. Y eso se conoce con el nombre de la etapa «familiar». Formamos una familia y nos comprometemos con nuestra comunidad. Es una época caracterizada por el deber. En la mediana edad, tradicionalmente marcada por el nacimiento del primer nieto, enfocamos nuestra atención en la vida interior. Es la etapa de la «jubilación», que puede caracterizarse por abandonar la comodidad y la seguridad del hogar y partir en pos de otras búsquedas, muy distintas de la búsqueda de aventuras de la juventud, que ahora se verán marcadas por toda un vida de sufrimientos y ternura, de equivocaciones y descubrimientos. Con la vejez regresamos a casa, porque ya no nos guía la necesidad de conseguir alcanzar la sabiduría espiritual; al contrario, irradiamos sabiduría por el simple hecho de ser. Los ancianos que poseen esta luminosidad se llaman *sannyasin*.

La mayoría de las mujeres que conozco están en la fase de la jubilación. Eso no significa que se pasen el día jugando a golf, o que viajen por el mundo en una autocaravana (aunque no porque crezcas espiritualmente vas a dejar de apuntarte a estas actividades). Lo que significa es que ya han conseguido formar una familia, han bajado las revoluciones en su vida profesional, o han perdido interés en llevar una vida centrada en lo externo.

Las llamas de anhelo espiritual que alumbraron su juventud y fueron mermando a medida que maduraban, ahora, vuelven a encenderse. Ahora bien, estos impulsos han cambiado, se han vuelto más profundos. Su apetito por las experiencias espirituales directas es mayor, pero ya no las motiva tanto el deseo de encontrar la iluminación personal (ni siquiera creer en eso). Su propio despertar se relaciona íntimamente con la liberación de todos los seres. Viven las tribulaciones del mundo en las células de su propio cuerpo, y dedican los frutos de su esfuerzo espiritual al conjunto de la familia humana y a la Tierra. Han cruzado el umbral que va de la mujer fértil a la mujer madura y sabia, y este nuevo paisaje es asombroso, más de lo que jamás hubieran podido imaginar.

Para profundizar

En este capítulo te voy a pedir que escribas, y que
lo hagas siguiendo el flujo libre de tu escritura. Si
nunca habías hecho algo así, léete la «Guía para
la práctica de la escritura», de la página 325.

Te doy un breve apunte para que empieces: «Mi deseo
más profundo es...». Pon todo lo que te venga a la mente y
te salga del corazón en el papel (o en la pantalla) siguiendo
tus reacciones. Déjate sorprender (incluso conmocionarte)
por lo que salga. Tus deseos pueden ir relacionados con
tus apetitos sexuales o tus necesidades emocionales.
Pueden tratar de lo que mucho que deseas encarnarte a
ti misma (o a lo Divino). No te retraigas. Desnúdate.

Madre del mundo,
tierna maestra, amiga fiera,
guardiana de las joyas.

7. Dar refugio: la maternidad como el camino del despertar

Preliminares

Este mundo necesita mujeres de toda condición, y madres de todo tipo. Quizá no hayas dado a luz a un hijo de carne y hueso, pero puede que hayas sido como una madre para el mundo. O que hayas cuidado de tu sobrina y tu sobrino, o de los hijos de tus amigos. A lo mejor tienes un hijo adoptado que nació del cuerpo de otra mujer. O quizá sentiste cómo se formaba una persona en tu matriz, y la primera vez que la miraste a los ojos, y ese niño o esa niña te devolvieron la mirada, notaste que se te aceleraba el corazón.

Pensabas que ya habías amado (a tu primer novio, por ejemplo, el que se quitó la vida a los 16 años; a tu abuela Rose, que siempre vio lo mejor y más bonito en ti; a tus gatos, o al padre de esa personita que ahora sostienes en brazos); sin embargo, de lo que te hablo aquí es de dar un salto de amor cuántico. Hablo de un amor que te quita el aliento y hace que te entren ganas de reír y de llorar a la vez, que hace que te veas catapultada a un asombro silencioso, y que te quedes quieta, observando.

Te sientes paralizada por la alegría (por supuesto),
y por otra cosa más; por un dolor periférico. Temes que
tu destino sea meter la pata hasta el fondo en todo este
asunto de la maternidad. Que no importa todos los libros
que hayas leído sobre cómo criar a tu hijo a conciencia,
o lo bien que hayas hecho tus ejercicios de mindfulness,
porque vas a perderte en los bosques de la crianza de los
hijos, vas a arrastrar a tu pobre niño, o a tu niña, contigo, y
le vas a hacer un daño irreparable a lo largo del camino.

A medida que pasen los años, no creerás la cantidad de
porquerías que a veces llegará a salir de tu boca. Te saldrá
todo lo contrario a lo que ahora crees que les dirás a tus
hijos. Te parecerá estar oyendo a tu tía Pepita, la gritona. A
veces, lo único que querrás será que te dejen en paz, y darás
un portazo como si fueras una adolescente, o agarrarás las
llaves del coche y saldrás volando, o gritarás como una posesa
hasta que tu hijo, alarmado, ponga unos ojos como platos
mientras ves que le sale una grieta en el alma, como una
falla geológica. Y sabrás que esa grieta se la hiciste tú.

Y ahora, al mirar a tu hijo recién nacido, percibirás un dolor
sordo al verte resignada al fracaso, porque sabes que serás
incapaz de proteger a tu amado hijo del dolor de este mundo.
Aunque también sabes que, de todos modos, lo intentarás,
que lo intentarás con todas tus fuerzas, que harás cualquier
cosa para impedir que esta persona amada padezca, ni aunque
sea en lo más mínimo, el sufrimiento que tú has padecido.
Y además sabes que darías la vida por ellos. Y lo haces.

Ser madre de una persona es morir una y otra vez. Muere
esa persona que fuiste y que esperabas llegar a ser. Mueren
esas ideas tan acariciadas sobre el aspecto que debería
tener tu hijo, su manera de hablar y su comportamiento.
Muere toda ilusión de poder ejercer el control, de controlar

tus propias emociones, de controlar las experiencias de tu hijo. Y en justa proporción a todas esas muertes, serás bendecida con infinitas resurrecciones. Surgirás, radiante, de las llamas de lo que creíste que era el fin del mundo. Y tu hijo resurgirá, luminoso, de las cenizas de tus errores.

Vivirás momentos perfectos, completos (más que desgracias), cuando vayáis en coche a clase de ballet o a la ferretería y te sientas embargada por una profunda satisfacción. Te volverás a mirar a ese ser al que llamas hijo o hija y le preguntarás: «¿Sabes que te quiero más que a nadie y que me encanta salir contigo?». Y ese ser sonreirá, asentirá y te dirá: «Yo también», y con eso querrá decir que él no cambiaría el hecho de estar ahí contigo por nada del mundo. Algo en tu alma comprenderá entonces que el deshilachado tejido del mundo se ha vuelto a recomponer un poco más gracias al milagro normal y corriente del amor.

No forma parte de tus responsabilidades hacer tú sola de pastora de este ser humano y protegerlo del mundo (no vas a poder). La Gran Madre te sostiene a ti mientras tú sostienes a tu hijo o a tu hija. Cuando te sientas incapaz de tomar la decisión adecuada, o incluso cuando no veas el momento de recuperar el aliento, invoca a esa Madre. Podrás apoyar la cabeza en su regazo, soltar las cargas de tu corazón y escuchar sus consejos. Y luego, reconfortada de nuevo al amor de su lumbre, regresarás al bosque para ir a buscar a tu pequeño y seguirás con tu camino.

El yoga del cabeza de familia

Dame una cueva en lo alto del Himalaya que no tenga calefacción, solo una humeante hoguera encendida, y dame solo los alimentos que me traigan los que tienen el coraje de escalar la montaña; y no me des nada que hacer durante todo el día salvo meditar, entonar cánticos y leer las antiguas escrituras. Seguro que esta *sadhana*, o práctica espiritual, me resultará más fácil de hacer que criar un hijo, vivir con uno de mis padres e intentar mantener la armonía en casa.

¿Quién, entre todos los que seguimos un camino espiritual y además tenemos familia, no ha pensado nunca nada igual?

Bienvenido al yoga del cabeza de familia. Si por *yoga* entendemos «el camino hacia la unión con Dios», atarse a un compañero de por vida y tener hijos con él puede ser tan válido (y sin duda riguroso) como vivir en un *ashram* y comprometerse a seguir una disciplina espiritual día y noche; y puede resultar igual de transformador. Las culturas y las tradiciones religiosas que los hombres controlan dan mucha más importancia al estudio de las escrituras y a la observancia religiosa que a la alimentación de los bebés y a la limpieza de todo lo que los críos ensucian y desordenan. Las mujeres llevan interiorizada su propia devaluación. No me extraña que muchas mujeres que gozan del privilegio de elegir decidan no tener hijos. Criar unos hijos puede decirse que es el camino más difícil posible, un viaje heroico que nos lleva a vivir aventuras desgarradoras sin merecer ningún reconocimiento a cambio.

Ahora bien, si ser padre o ser madre es una empresa tan ardua y desprovista de gloria, ¿para qué molestarnos? Pues porque los seres sensibles sentimos que es nuestra obligación. Al menos, es lo que nos pasa a la mayoría. Estamos programados biológica y socialmente para conectar los unos con los otros y formar seres humanos; y estamos diseñados perfectamente para cuidar de ellos. Los errores que cometemos forman parte del paquete. El temor de que algo pueda amenazar su bienestar es imposible de evitar. Viviremos a trompicones la experiencia de ser madre de otra persona, de la misma manera que también nuestras madres actuaron con torpeza mientras cumplían con su propia misión maternal. Quizá nosotras tengamos más conciencia que ellas pero no más seguridad.

En mi propio caso, el *karma* que tengo con los niños es algo que siempre me ha intrigado. Soy la madre adoptiva de dos niñas mestizas que sufrieron maltratos viviendo con su familia de origen. Me enamoré tanto de ellas que terminé adorándolas con la misma intensidad que lo habría hecho si las hubiera concebido yo misma y criado en mi mismo seno materno. Una de mis hijas se marchó de casa y se fue muy lejos, y me refiero al ámbito geográfico tanto como al emocional. De todos modos, siempre será la primera hija que tuve y ocupará un lugar singular en el loto de mi corazón. La otra falleció. Mis dos hijastras mayores siempre han sido muy buenas conmigo, pero son un poco reservadas. No vendrán a llorar a mi cama cuando se sientan tristes, y no soy la primera en quien piensan (ni siquiera la quinta) cuando tienen que enviar un mensaje de texto para dar una buena noticia. Ya le he dicho a su padre, lamentándolo mucho, que creo que me ven más bien como a una secretaria de provincias: inofensiva, pero un poco aburrida (y no pretendo ofender a las secretarias de provincias, nada más lejos de mi intención).

Mi hijastra menor, Kali, es diferente. Es como si fuera una de mis propias hijas. Mi hija menor, Jenny, y yo nos fuimos a vivir con Ganga Das y Kali cuando nuestras dos hijas tenían la misma edad: nueve años; y así nos convertimos en la familia que siempre había deseado tener. Fueron los años más felices de mi vida. Me entregué en cuerpo y alma al cuidado de Jenny y de Kali: sus proyectos científicos, las primeras reglas, las fiestas de cumpleaños y los enamoramientos no correspondidos. Las dos niñas eran inseparables, y la relación que habían entablado me hacía muy feliz.

Tras la repentina muerte de Jenny a los 14 años, Kali se fue a vivir con su madre y nunca más volvió. Perdí a mi familia de la noche a la mañana. Al principio no podía entender por qué Kali me abandonaba en unos momentos en que yo sentía que era necesario y urgente que nos refugiáramos la una en la otra. Nosotras dos éramos las personas que más habíamos amado a Jenny, y las que ella amó más. Sin embargo, la muerte de Jenny hizo que Kali estuviera perdida en un laberinto de confusiones durante varios años, hasta que logró integrar el trauma de perder a su amada hermana y mejor amiga y supo discernir lo que yo significaba para ella ahora que Jenny ya no estaba.

Poco a poco se fue convirtiendo en una adulta, y Kali regresó a mi vida y volvió a encontrar descanso en la seguridad de mi amor; sin embargo, yo me sentía retraída. No quería aplastar la frágil flor de nuestra reconexión prodigando en ella cuidados y atenciones asfixiantes, ni interferir en la lealtad que ella mostraba hacia su madre carnal. Por eso establecí con mi hijastra un protocolo basado en la ternura, que a su vez le procurara un cierto espacio.

Cuando ya habían transcurrido 10 años de la muerte de Jenny, Ganga Das y yo decidimos ir de viaje a Francia. Nuestro amigo Andrew nos había ofrecido un pequeño estudio que tenía en Chartres para ir a pasar unos días y ver la catedral, famosa por su laberinto icónico, sus elaborados rosetones y, sobre todo, la Virgen Negra, una estatua de Nuestra Señora que transmite las cualidades de lo femenino primordial, un ser que incluye y trasciende a la Virgen María.

Un día, Ganga Das y yo estábamos paseando por el recinto de la catedral, bajo la lluvia, y hablando de nuestras hijas; en un momento dado sentí el profundo dolor que me causaba la distancia que se había creado entre Kali y yo, y me eché a llorar. Admití que estaba cansada de reprimirme por temor a traspasar los límites, y que ya estaba preparada para soltarme. Quería ayudar a Kali a presentar su candidatura a varias universidades y escuchar de su propia voz las cosas que le preocupaban de la actualidad, a comprarle lo que veía y sabía que le gustaría, y a llevármela a alguno de esos lugares increíbles a los que me invitaban a dar clases sin miedo a estar transgrediendo algo extraño.

«Pues ve y cuida de ella –oí que decía una voz que resonó en mi mente–. ¿A qué esperas?». En ese momento se me quitó un peso del corazón. Me di cuenta de que no necesitaba que Kali me diera su aprobación para seguir adelante con el plan, así como que tampoco le exigía yo a ella que recompensara mi dedicación. Podía, tranquilamente, abrir las puertas que habían estado cerradas y seguir amándola como si fuera mi propia hija; y con eso no estaba negando la relación que ella pudiera tener con su madre, si no que, sencillamente, era la manera de reafirmar lo que yo sentía en realidad.

No volví corriendo a casa para contarle a Kali mi revelación, pero actué en consecuencia, sin bombo ni platillo. Reparé nuestros lazos y la traté como a mi propia hija, una hija que ya era adulta, pero que seguía siendo joven y vulnerable. Kali era fuerte y muy apasionada en lo referente a los derechos humanos, el cambio climático y el despertar espiritual: ¡los mismos temas que a mí me apasionaban! Y sin mediar entre las dos ni una sola palabra, Kali empezó a reaccionar al ver mi dedicación maternal. Empezó viniendo a tomar el té. Hablábamos de los planes que tenía, de su intención de fundar una organización sin ánimo de lucro para que los niños desfavorecidos pudieran realizar tareas artísticas, o bien me ponía al día sobre su vida amorosa. Juntas recordábamos a Jenny, a veces con lágrimas en los ojos, pero sobre todo riéndonos de sus adorables excentricidades, que ambas podemos recordar con mayor viveza que ninguna otra persona de este mundo. Kali y yo nos hemos ido acercando mucho más la una a la otra desde que la Santa Madre acudiera a mí en el recinto exterior de su hogar en Chartres, me hiciera despertar y volviera a abrir mi propio Corazón de Madre.

Mi madre

Tengo una madre que con los años se ha ido transformando y ha pasado de ser un espíritu libre a una anciana sabia que, por el camino, me ha enseñado lo que es ser una mujer. Ella también fue una madre que sufrió una pérdida; perdió a nuestro hermano mayor, Matty, a causa de un tumor cerebral a los 10 años de edad, y nosotros, durante una temporada, la perdimos a ella, al sumirse en el dolor más profundo y feroz. Con los años, mi madre supo integrar esa desgarradora experiencia y volvió a vestirse con la túnica de la maternidad. Para mí es un modelo de lo que significa romperse y recomponerse, desafiar las normas sociales y encontrar tu propia voz, dar prioridad a la belleza sobre la seguridad y a la generosidad sobre las ganancias. La vulnerabilidad de Susanna me ha dado permiso para ser vulnerable, y su fiereza me ha permitido ser feroz. Su amor desbordante por la vida me ha mostrado cómo es la auténtica felicidad.

Mi madre nunca se presenta en casa sin traer unas bolsas, cajas o cestas con tesoros que ha encontrado en algún mercadillo local o en alguna tienda de segunda mano cuyos fondos van destinados a obras benéficas. Un juego incompleto de vasos de agua mexicanos soplados a mano y envueltos con cariño («¿Quién necesita tener ocho vasos exactamente?»), un jersey de lana de alpaca de talla extra-mini («Es perfecto para ti»), un *challah* («Para meterlo en el congelador y hacer unas torrijas»), o unas galletas con chispitas de chocolate compradas en un tenderete de pastelitos («Para cuando pasen por aquí los chicos», no se cansa de decir ella refiriéndose a sus nietos, que de vez en cuando vienen a vernos). Lee todo lo que escribo, aun cuando sea excesivamente teísta (porque ella tiende al panteísmo), y afirma indefectiblemente que es profundo y conmovedor. Puedo alargarme lo que quiera desahogándome con ella de todo lo que me duele, y soltarle con voz chillona todas esas cosas que me estresan, que ella se hace eco de mis lamentos y se identifica lo justo y necesario con mi papel de víctima para que me sienta apoyada; pero es que luego, además, me propone unas cuantas soluciones prácticas, la mayoría de las cuales dan en el clavo. No se queja de su salud, ni de su pareja ni de su negocio. El tiempo que pasamos juntas casi siempre lo destina a mí.

No logro imaginar cómo habría podido responder yo a la llamada que caló en los entresijos de mi vida si no hubiera contado con que este ser tranquilo, complicado y con un amor tan incondicional me tomaría de la mano.

Asha

Considerar que la vida familiar es una oportunidad para llevar a cabo una transformación espiritual exige estar atenta, ser humilde y saber verle la gracia cósmica a los dedos fracturados de tus hijos y a los coqueteos de tu pareja con terceras personas. Alabar a Dios es alabar el primer dibujo que ha hecho nuestro hijo en el jardín de infancia. Adorar al Todopoderoso en el altar de los fogones es ofrendarle arroz, verduras ecológicas y galletas con chispitas de chocolate. Es inclinarse ante el Amado aunque haya adoptado la forma de un adolescente enrabietado o de un cónyuge desamparado. Y, sobre todo, recibir la presencia de lo sagrado en cada célula de nuestro cuerpo mientras le cantamos a nuestra hija para que se duerma o la miramos parpadear por la mañana, al despertarla para llevarla a la escuela, o cuando sorprendemos a nuestra pareja mirándonos con adoración mientras abrazamos a nuestros pequeñines para explicarles que el pajarillo que ha caído del nido ya nunca volará.

Asha Greer es una amiga de toda la vida y una mentora para mí. Es una artista visionaria y una maestra sufí que cofundó Lama, la comunidad interespiritual situada en las montañas del norte de Nuevo México, donde crecí de niña. Como madre de cuatro hijas, Asha pronto se dio cuenta de que si no se centraba en la maternidad como si fuera una práctica espiritual, tendría que renunciar a eso. Cuando me marché de casa a los 14 años y me mudé a la Fundación Lama, Asha fue mi «guardiana». Y gracias a eso, yo, que era menor, pude vivir en un lugar como ese. Asha no intentaba hacerme de madre, pero sí prestaba atención a mi bienestar físico y a mi desarrollo espiritual.

Asha estuvo casada con un líder espiritual muy carismático, y su matrimonio terminó drásticamente en el seno mismo de la comunidad; sin embargo, fue la comunidad misma quien la salvaría. Las personas con las que convivía en Lama llenaron ese espacio vacío que le quedó al derrumbarse, y gracias a eso pudo estar más presente para sus hijas.

Con un metro ochenta y dos de altura y fuerte como un roble, Asha es el extremo opuesto a lo que represento yo físicamente (yo mido menos de un metro y medio y no peso más de cuarenta y cinco kilos). Es muy directa, hasta el punto de que suele parecer brusca, y tiene una mente original y brillante; por eso, de su boca salen espontáneamente las cosas más asombrosas. No hace grandes distinciones entre esas luminarias espirituales que han alcanzado la fama y los niños; presta a todos una atención que desarmaría a cualquiera, y te brinda sin reservas su poco ortodoxa sabiduría. Asha es una de las personas más presentes de este planeta.

«La familia es la maestra espiritual más potente que conozco», me dijo Asha (y eso que ha tenido muchos maestros que, tarde o temprano, han pasado por Lama). «La familia te da un toque y te despierta. Es fácil volverte complaciente cuando sigues un camino espiritual, pensar que ya lo sabes todo y que te has librado de las malas costumbres. No importa que tu práctica sea muy avanzada, porque la familia puede socavar ese punto en que te mantienes despierta y arrancarte de cuajo del momento presente». Asha reconoció que cuando tienes niños es casi imposible seguir una práctica espiritual («o por lo pronto una práctica artística», añadió, que, para ella, viene a ser lo mismo). Tu familia tiene que ser tu práctica. ¡Y te aseguro que oportunidades para practicar las vas a tener en abundancia!

«No te dejes engañar –me recordaba Asha–. La mayoría de libros espirituales que nos han influido fueron escritos por hombres que vivían en sociedades donde se excluía a las mujeres. A ti te han programado un montón de hombres que ya han muerto y que no tenían ni idea de lo que representa ser una mujer». Las mujeres estamos aprendiendo a sacralizar de nuevo la experiencia encarnada que es nuestra vida ordinaria. Ya no estamos dispuestas a esperar que nos inviten a entrar en los antiguos clubs elitistas reservados a los hombres; no creemos que una experiencia espiritual auténtica tenga que verse limitada a esos espacios privilegiados. Al contrario, nosotras descubrimos el rostro del Todopoderoso en los rostros de los bebés y de nuestros amantes, en los ancianos y en los colegas del trabajo, en los platos sucios y en el profundo silencio que se cierne sobre nuestras casas cuando todos duermen y nos quedamos pegadas a la ventana, mirando la luna.

Dios-Madre

Para la mística cristiana Juliana de Norwich, era obvio que Dios es una madre.

Juliana, por cierto, no era su auténtico nombre. La mujer que conocemos como Juliana de Norwich era una anacoreta que se encerró entre cuatro paredes, en una pequeña celda contigua a la Iglesia de Norwich, en Inglaterra, y allí creó algunos de los textos más increíbles y subversivos que ha dado la historia de la iglesia. A pesar de que pasaba la mayor parte del tiempo retirada en plegaria y contemplación, Juliana también cultivaba un jardín en un pequeño patio que colindaba con su celda de anacoreta, y criaba abejas; sin embargo, no era una ermitaña en el sentido estricto de la palabra. Nuestra anacoreta se situaba a unas horas determinadas junto a la ventana de su celda, que se abría a las bulliciosas calles de Norwich, y desde allí daba consejos de todo tipo a la gente del pueblo, desde información sobre las muertes de sus seres queridos hasta la interpretación de sus sueños.

Lo más controvertido de Juliana es la afirmación de que Dios es un Dios-Madre. La segunda persona de la Trinidad, al entender de Juliana, tenía que ser femenina, porque ¿quién, si no una madre, abriría su corazón de par en par para derramarlo sobre sus hijos con puro amor? Eso es lo que hizo Cristo, nos recuerda Juliana. Como una madre amorosa, Cristo tiene un interés personal en todos los seres individuales, nos perdona cuando lo fastidiamos todo y se alegra cuando retomamos el amor. «Tan solo Él, nuestra auténtica Madre y fuente de vida, puede ser llamado con pleno derecho por su nombre», escribió Juliana, dejando de lado la polaridad del género. «La naturaleza, el amor, la sabiduría y el conocimiento son atributos todos ellos de la Madre, que es Dios».

Seguro que te estarás preguntando cómo consiguió salirse con la suya. ¿Se había ido el patriarcado de vacaciones cuando Juliana proclamó la maternidad de lo Divino? ¿Acaso los hombres de la Edad Media eran más tolerantes que los de nuestra época? ¡Qué va! De eso, nada. Juliana escribía y escondía sus textos bajo la cama. Y solo tras su muerte, una protegida suya (también anónima) fue quien confiscó esas páginas, que permanecieron más o menos ocultas en la sombra durante unos 500 años, antes de ser descubiertas y traducidas del inglés antiguo al inglés moderno a comienzos del siglo xx. Juliana, contemporánea de Chaucer, fue la primera mujer que escribió en inglés. Como no le estaba permitido aprender latín, que era el idioma que empleaba la Iglesia, la única manera en que pudo expresarse fue en la lengua vernacular.

Lo cierto es que Juliana no se decidió a arriesgarlo todo de buenas a primeras para ponerse a hablar de Dios sin tapujos. Una experiencia rayana a la muerte la obligó. Cuando tenía 30 años, y después de presenciar tres brotes de peste, que calculan que barrieron una tercera parte de la población de Inglaterra (y eso significa que al menos 3 de cada 10 personas a las que Juliana conocía y amaba murieron en unas circunstancias terribles), cayó gravemente enferma, tanto que su madre decidió llamar a un sacerdote. El clérigo, para administrarle la sagrada extremaunción, sostuvo un crucifijo en alto ante la joven, le ordenó que contemplara el sufrimiento de Cristo en la cruz y le aseguró que cuando muriera, iría directamente al cielo para encontrarse con él.

Mientras Juliana contemplaba a su Amado crucificado, la habitación donde se hallaba se le borró de la vista y Jesús cobró vida. En una serie de visiones que ella denominó «Las apariciones», Cristo reveló a Juliana cuál era la naturaleza misma del universo (el Amor) y del alma humana (el Amor), y también la naturaleza de la actitud que Dios tenía ante toda la creación (un Amor incondicional y absoluto). Cuando, contra todo pronóstico, la mujer recuperó la salud, ¿qué iba a hacer sino escribir todo eso para no olvidarse nunca más? Juliana insistió en que no estaba intentando rectificar a la «Santa Madre Iglesia» por escribir con todo detalle las enseñanzas que había recibido. Sencillamente estaba dando un testimonio lo más aproximado posible de la bendita experiencia que había tenido.

Juliana tenía muy claro que era Cristo quien le había hecho esas revelaciones, pero no para ella sola, sino para toda la humanidad. Por eso se hizo la promesa solemne de dedicar toda su vida a Dios y de vivir lo que él (ella) le había revelado. Se hizo anacoreta, y reflexionó sobre las notas que había tomado al principio sobre todas las cosas que Cristo le había contado (y que se conocen como «El texto abreviado»). Luego, y durante 20 años, Juliana se dedicó a escribir comentarios a cada una de las 16 revelaciones (conocidas como «El texto largo»). Y yo tuve la inmensa suerte de traducir esta obra maestra al inglés moderno.

Juliana de Norwich comprendió que la Divina Esencia encarna una amplia gama de cualidades femeninas, desde la misericordia en respuesta a la maldad hasta el valor ante el peligro, desde «la amistosa cordialidad» hasta la ferocidad. Dios-Madre nos anima cuando estamos sumidas en las dudas que nos paralizan, y nos desafía a su vez a que seamos subversivas con los sistemas arraigados del poder y la autoridad y cultivemos una relación directa con lo sagrado en el templo (¡o el anacoretismo incluso!) de nuestras almas.

Amarnos los unos a los otros

Acá solas estas dos que nos pide el Señor: amor de Su
Majestad y del prójimo, es en lo que hemos de trabajar
[…] Las más cierta señal que, a mi parecer, hay de si
guardamos estas dos cosas, es guardando bien la del amor
del prójimo […] Y estad ciertas que mientras más en éste
os vierais aprovechadas, más lo estáis en el amor de Dios;
porque es tan grande el que Su Majestad nos tiene, que en
pago del que tenemos al prójimo hará que crezca el que
tenemos a Su Majestad por mil maneras. En esto yo no
puedo dudar […] ¡Oh, hermanas, cómo se ve claro adónde
está de veras el amor del prójimo en algunas de vosotras,
y en las que no está con esta perfección! Si entendieseis
lo que nos importa esta virtud, no traeríais otro estudio.

TERESA DE ÁVILA[*]

Si nos situamos en el ámbito del género, si nos identificamos
como féminas absolutas, la compañía de otras mujeres puede
ser singularmente sanadora. Madres e hijas que preparan la
comida juntas o analizan el balance de pérdidas y ganancias;
una hermana que consuela a la otra tras una traición amorosa;
dos amigas introvertidas que se dan ánimos mutuamente para
abandonar la seguridad del hogar y acudir a una fiesta de cumpleaños donde cada uno de los invitados tendrá que levantar la
copa y dedicarle un brindis a la homenajeada.

[*] *El castillo interior*, «La quinta morada», capítulo 3. [*Nota de la T.*].

Mujeres que cantan juntas, al unísono o en armonía, que cantan con dulzura a un moribundo, o cantan a pleno pulmón su tristeza. Mujeres que se reúnen para celebrar una ceremonia, para honrar a la luna de la cosecha o el equinoccio de primavera, el nacimiento del primer nieto de una de ellas o el inicio de la menstruación. Mujeres que se reúnen para escribir cartas de protesta a los representantes de su distrito o se manifiestan pacíficamente en las calles, dispuestas a ser arrestadas. Mujeres que se enseñan unas a otras a meditar, o a tocar la flauta, o a hablar inglés, o a compartir los conocimientos básicos que tienen sobre el ciclo del carbono para poder comprometerse con razón de causa con el activismo climático. Mujeres que se apoyan entre sí mientras son testigos en primera persona del sistema de justicia penal o de la discriminación implícita que existe en su lugar de trabajo. Mujeres dispuestas a entablar un diálogo complicado sobre los privilegios de los blancos y el racismo sistémico. Mujeres que organizan reuniones formales para defender una causa común o se reúnen sin ningún protocolo, solo para divertirse.

Las mujeres saben calmarse entre ellas, se procuran un entorno seguro para poder abrir sus corazones; forman el crisol que escucha nuestro dolor y la brigada entusiasta que celebra nuestros éxitos. (Y a veces incluso nos vemos para tirarnos la mierda encima, cosa que intentamos hacer con ternura y valor, con humor y humildad).

Las relaciones entre las mujeres adoptan formas muy diversas. Hay mujeres que no tienen una madre que les recuerde quiénes son en realidad (unos seres radiantes y dignos de todo lo mejor). En esos casos, se pueden adoptar. Hay madres solitarias por todas partes que necesitan una hija a la que adorar. Las reconocerás en esas vecinas amables y en esas otras escritoras invisibles, en Mata Durga y en la Madre María, y también en la Madre Tierra.

Cuando nuestras madres ya no estén vivas, y nos duela en el alma que ya no estén aquí para abrazarnos, podemos quedarnos quietas, cerrar los ojos y sintonizar con esa parte de nosotras mismas y esa parte de ella que siempre y para siempre estuvieron unidas. Podemos hablarle mientras vamos en coche de camino a casa después de haber pasado por el súper o haber estado plantando lechugas. Podemos recurrir a los espíritus de nuestras antepasadas (a nuestra abuela polaca y a nuestras bisabuelas libanesas, y también a nuestras tatarabuelas africanas) para que nos guíen y nos den confianza, y para que nos obsequien con su sentido del humor y su humildad.

Las que no tenemos hijos podemos aprovechar toda esa energía maternal que no hemos empleado en ellos y salir a hacer de madres del mundo entero, o bien elegir a alguien que tenga una necesidad especial de recibir amor maternal y dárselo.

Las que no tenemos hermanas podemos convertir a nuestras amigas en hermanas nuestras, o tomar prestadas las hermanas de otra amiga. Nuestras alumnas pueden ser hijas nuestras, y nuestras profesoras pueden ser nuestras tías. Cuando no tengamos una amiga íntima, podemos encender una vela, ponernos de rodillas y pedirle a la Divina Madre que nos envíe una. O bien podemos encontrarla entre las páginas de un buen libro, en las notas de una pieza musical, entre las activistas que luchan por la paz y las guías espirituales. Ellas ni siquiera tienen que saber que nosotras existimos para que podamos nutrirnos de esa relación; sin embargo, hay que dejar abierta de par en par la puerta de nuestro corazón para que puedan pasar por ella.

A algunas nos han hecho tanto daño nuestras madres que nos apartamos de la compañía de otras mujeres. La noción misma de Divina Madre puede abrir nuestras heridas al pensar en la manera en que nuestras madres cuidaron o no cuidaron de nosotras. No hay razón para que forcemos nuestra conexión con lo femenino sagrado. Quizá nuestro auténtico hogar resida en lo informe. Podríamos encontrar refugio en la sagrada vacuidad, carente de las características binarias, libre de toda asociación traumática. Cuanto más busquemos y cuidemos de lo que es real en el interior del sagrado templo de nuestros corazones, antes veremos sus saludables y amorosas manifestaciones en el mundo.

Cuando nuestra conexión con las mujeres de nuestras vidas se ha torcido o se ha visto interrumpida, podemos dejar partir a esas mujeres con amor o luchar con todas nuestras fuerzas para recuperarlas. Para algunas, la Divina Madre, en forma de Kali o Durga, María o Gaia, se convierte en un ser vital y vivo que sana las relaciones rotas con nuestras madres, hermanas y amigas.

Es posible que ninguna de estas amadas mujeres se parezca en nada a las nociones preconcebidas que tenemos de lo que debe ser una madre, una hermana, hija, una amiga o una mentora, pero nuestros corazones sabrán reconocerla. Podemos situar un vigía en nuestro corazón, o lanzar al mar de los deseos un mensaje en una botella. Podemos correr el riesgo de dejar que las mujeres nos importen.

Ser madres del mundo

Muchas de las mujeres que forman parte de mi vida no tienen hijos, quizá a causa de la infertilidad, porque nunca encontraron al compañero «ideal», o bien porque eligieron de manera consciente no procrear, pero todas, sin excepción alguna, están haciendo de alguna manera de madres del mundo.

Mi amiga Saraswati se ha rendido y ha abandonado la idea de dar a luz a un hijo propio. Las cosas no le salieron bien. Lo intentó con su primer marido, y luego con el segundo. Sus dos maridos aportaron hijos propios a la relación. Saraswati es especialista en medicina oriental y trabaja en el ámbito de la salud que se ocupa de las mujeres. La vulnerabilidad que presenta debido a su propio problema de infertilidad la predispone mejor con sus pacientes; está decidida a ayudarlas hasta llegar al fondo del problema y se muestra compasiva y les da todo su apoyo cuando no hay solución.

Saraswati también es profesora de yoga. Yo la he visto derramar su energía maternal en sus alumnas, y ver a las alumnas relajarse y abrirse en su presencia. Yo misma he sido uno de esos sedientos y jóvenes arbolillos que ven cómo crecen sus hojas en las clases de Saraswati. Al elegir centrar su resplandor en las mujeres, Saraswati ha creado un espacio seguro y vibrante para que florezca lo femenino.

En los libros de yoga, me cuenta Saraswati, descubrimos que la palabra *hatha* (práctica del *asana*) contiene las raíces de las palabras sol (*ha*) y luna (*tha*). El elemento solar trata de la constancia; cuando miras al sol, siempre está igual: es un disco de luz fiera que se pone al final del día y vuelve a salir a la mañana siguiente. La luna, en cambio, cada día es distinta, porque sigue un ciclo que va pasando por distintas fases. Está en flujo. Se oscurece y se oculta. Y luego surge, y brilla radiante.

«El *hatha yoga* es el estudio de los opuestos —explica Saraswati—, pero no estamos hablando aquí de la polaridad, sino de conectar y relacionarse». El aspecto masculino de nuestro ser aprende a cultivar la suavidad, y el femenino aprende a cultivar la quietud. Así como la mente errante refleja que existe una falta de equilibrio, nuestros seres también entran en franco desequilibrio cuando negamos que lo emocional, lo oscuro y lo oculto tienen un valor propio. «Ya es hora de que reclamemos el poder de la sensibilidad, la empatía y la capacidad de estar con», dice Saraswati. En otras palabras, ya es hora de reclamar lo femenino.

Brady es otra mujer que se saltó el yoga para el cabeza de familia y dedicó su vida al *Dharma* (a las enseñanzas espirituales budistas). Fue una elección irrevocable. Brady se mostraba abierta a la idea del matrimonio y de la familia. «Siempre pensé que tendría seis hijos –me contó Brady–, pero me decía a mí misma: "más tarde... dentro de un tiempo...". Hasta que el tiempo se me terminó», se sinceró un día conmigo. Y Brady se quedó sin marido y sin hijos. En lugar de eso, pasó más de 20 años dedicada al budismo tibetano, cinco de los cuales los pasó viviendo en un monasterio de Nepal. Y durante un año entero vivió dentro de una caja.

El suelo de este espacio donde se realiza la tradicional práctica monástica medía un metro por un metro. La caja estaba abierta por arriba, tenía una estantería para poner encima el libro sagrado de lectura y un espacio debajo para guardarlo. La caja era demasiada pequeña para acostarse (estaba diseñada a posta para impedir que el practicante se quedara inconsciente y de alguna manera estuviera siempre presente, incluso durante el sueño), y Brady dormía incorporada. Su compañera fiel fue la ciática, que ya la acompañaba al entrar en ese espacio y que fue haciéndose más aguda a medida que el año transcurría. El dolor de la columna vertebral la ayudó a conectar con el sufrimiento del mundo, volvió más profunda su compasión y reforzó su aspiración de ayudar a todos los seres sensibles a ser libres.

Hay muchas maneras de demostrar lo femenino. Algunas de sus facetas son amables, dulces y enriquecedoras en el sentido clásico del término. Otras muestran a las mujeres empuñando esa espada que corta con lo ilusorio y las capacita para enfrentarse al poder con la verdad. Para algunas de nosotras, el ser humano es un portal hacia lo divino. Otras cultivan una conexión directa con el Amado en el fondo de sus corazones, y también en el mundo exterior, y encuentran rastros del Altísimo en todos los individuos.

Las mujeres, por nuestra biología, nuestra identidad, la práctica espiritual que seguimos o nuestro trabajo, oímos resonar los gritos del mundo en los ganglios de nuestro sistema nervioso. Y nos sube la leche que procede del alma para que podamos alimentar a los hambrientos y consolar a los asustados.

Familia animal

En mi familia de origen, uno de mis apodos era «san Francisco». De pequeña, cuando vivíamos en Long Island, tenía una paciencia de santa para conectar con los animales, tanto si eran salvajes como domésticos (habilidad que nunca se extrapoló a las relaciones humanas). Supliqué a mis padres que me regalaran una mascota que fuera para mí sola. Como ellos no eran partidarios de tener perros o gatos, accedieron a regalarme un pájaro. Y así fue como adoptamos a Enrique, un canario amarillo, cuando yo tenía nueve años. Enrique tenía la jaula colgada en la cocina, y quedó entendido que sería yo quien se encargara de ponerle agua fresca y darle todo el alpiste que necesitara. También debía ser yo quien le cambiara el papel de periódico del suelo de la jaula cada cierto tiempo. Me tomé muy en serio mis responsabilidades con el canario (con la misma seriedad con que me tomaba cualquier otro asunto durante mi infancia).

Sin embargo, también sabía disfrutar de la compañía de mi pajarillo. Enseñé a Enrique a cantar. Es evidente que Enrique ya sabía cantar (no por nada era un canario), pero yo me inventé unos silbidos muy sofisticados que empezaban con unas melodías simples de tres notas que, poco a poco, se ampliaron hasta adoptar unos patrones musicales más complejos. Enrique los aprendió todos, mientras balanceaba la cabeza y observaba mi boca con sus diminutos ojos negros. Iba repitiendo todo lo que yo le cantaba, incluidas las variaciones rítmicas más sutiles. Enrique parecía muy pagado de sí mismo después de cada una de esas sesiones de música improvisada. Hinchaba su mullido pecho y se sacudía las plumas de pura satisfacción. Era como si dijera «choca esos cinco».

Una noche, al volver del cine (recuerdo exactamente que habíamos ido a ver Pequeño Gran Hombre, de Dustin Hoffman), encontramos a Enrique tumbado en el suelo de la jaula, muerto. No comprendía lo que debía de haber hecho mal, aunque mentalmente repasé si no me habría saltado alguna señal que hubiera podido ponerme sobre la pista de que Enrique se encontraba mal. Creo que al final fue mi padre quien dio en el clavo. No hacía mucho habíamos terminado de pintar la despensa, situada a pocos metros de la jaula de Enrique, y los vapores tóxicos debieron de asfixiarlo. Yo estaba segura de que Enrique había muerto porque yo me había ido esa noche y él me había echado tanto de menos que había sufrido un ataque al corazón.

Con los años, aunque mi deseo de adoptar animales abandonados de cualquier especie no ha disminuido demasiado, he encontrado la manera de amar a los animales sin traérmelos todos a casa. Me he quedado inmóvil delante de alces y cabras montesas deseando que aceptaran mi presencia. Saludo a los cuervos que se posan en los árboles de mi casa porque estoy segura de que me conocen. Me detengo a acariciar a todos los perros que me salen al encuentro cuando voy de paseo por las calles de la ciudad o camino por la montaña. Y también he tenido perros propios a los que he amado por encima de todo y que me han querido con la misma devoción. Cada uno de ellos ha hecho que levantara el ánimo y me ha ayudado a superar momentos penosos permitiendo descargar mi desaprovechada energía maternal en esos corazones perrunos infinitamente receptivos.

No soy yo la única que siente esta pasión por los animales. Muchos de mis amigos y conocidos, sobre todo las personas solteras y las parejas sin hijos, tratan a sus animales como si fueran de la familia. Me parece muy bien que nuestras mascotas ocupen un lugar en las conexiones emocionales primarias de nuestra vida, pero no solo eso, sino que además creo que el amor que compartimos con estos seres que no son humanos contribuye a elevar el corazón del mundo.

Para profundizar

Escribe una carta a un niño como si creyeras que fueras a morir y quisieras transmitirle lo que más te gustaría que supiera. ¿Cuál es tu experiencia más profunda, tu verdad más sublime? ¿Cuáles son esas cosas que te encantan y que también querrías que le encantaran a ese niño? ¿Y los secretos que estás dispuesta a revelarle, los héroes que fueron tu fuente de inspiración? Destila la esencia de tu legado. (Si necesitas ayuda para este ejercicio, consulta la «Guía para la práctica de la escritura» de la página 325).

Los cielos se truncan,
la Madre Tierra llora de dolor,
la red de la vida se repara.

8. Cocrear: cuidar de nuestra madre, la Tierra

Preliminares

Ella es tu Madre. Y quizá tú eres la hermana que nunca se marchó de casa. Y si lo hiciste, no fue por mucho tiempo. Quizá eres una de esas niñas que salen en busca de fortuna, duran unos cinco minutos en las sucias calles de la ciudad y luego vuelven corriendo con mamá. Y ella es una de esas madres que asienten comprensivas cuando sus retoños dicen que están preparados para andar por la vida y luego, cuando vuelven a casa con el rabo entre las piernas, los recibe con una tarta de fresas y ruibarbo.

Ella es tu Madre Tierra, y tú le perteneces. Fue ella quien te alimentó en su oscuro vientre, te dio a luz con alegría y te apoya a expensas de sí misma. Has dormido en sus bosques, bajo la seguridad que te brindan las copas de sus árboles. Has sostenido su nieve fundida entre las manos. Has investigado la vida que oculta la superficie de sus desiertos, deslizado con tus esquíes por sus pendientes alpinas y atravesado en bicicleta sus cañones de resbaladizas rocas. Has gozado de su generosidad y has sido agradecida.

Ella nunca te ha pedido gran cosa a cambio. Hasta el momento presente le ha bastado con que le mostraras gratitud. Tu disfrute ha sido su recompensa. Hasta ahora, no te ha necesitado como tú la has necesitado a ella, pero eso está empezando a cambiar. Ahora ya has crecido, y tu Madre Tierra está en peligro. Ya no puede ocultarte que se siente a disgusto, y tú tampoco quieres que se guarde el secreto. Ya eres madura para gestionar la verdad.

«Dime lo que te preocupa, Mamá», susurras tú, exactamente en el mismo tono que ella usaba contigo cuando eras pequeña y tenías miedo porque te habías hecho una herida (real o imaginaria) y sangrabas.

«Me preocupan muchas cosas, cariño», responde ella. Y esboza una sonrisa de tristeza.

Se recuesta contra el cielo, y las nubes de su pelo se revuelven con hermosura. Las montañas de sus pechos todavía se desparraman suntuosas, y el ancho valle de su regazo resulta tan acogedor como siempre. Su túnica muestra señales de desgaste: la tela de los árboles se deshilacha allí donde los viejos bosques han sido arrasados, y las superficies forestales que permanecen en pie arden en llamas. Los sofocos de hace unos años no menguan, aunque ya ha probado con toda clase de hierbas; de hecho, cada vez son más intensos, tanto, que de noche le resulta difícil dormir. Los ríos y los arroyuelos, y las cascadas de su circulación sanguínea, fluyen lentos, y se han vuelto salobres y fétidos en puntos donde antes solían estar limpios.

«Lo superaré –se dice–. No os libraréis de vuestra querida Mamá con tanta facilidad». Y te acaricia el ceño fruncido. «Sois vosotros, hijos míos, quienes me preocupáis».

No habla de ti en particular, sino de tus obstinados hermanos y su ingenua prole. A algunos de tus hermanos les faltó tiempo para huir de tu Madre Tierra. Plantaron su hogar en el paisaje lunar de la América urbana, se presentaron como candidatos a cargos públicos y olvidaron sus motivos, se emborracharon de poder y privilegios, y sellaron acuerdos a puerta cerrada con los que se despilfarraban tu herencia mientras la Madre Tierra seguía respirando doliente y movía la cabeza en señal de incredulidad.

Has intentado intervenir, pero tus manirrotos hermanos no quieren hablar contigo, sobre todo los chicos. Las muchachas que han tomado partido por sus hermanos y van contra tu madre se han convertido ellas mismas en chicos, a todos los efectos. Han abdicado de su sensualidad, renunciado a su vulnerabilidad y aprendido a jugar juegos de chicos, y además han aprendido bien. Se han convencido a sí mismas de que ya no necesitan a la Madre Tierra.

Pero cuando no puedan respirar y no tengan nada para comer, volverán a casa tambaleándose, y ella los recibirá dando un festín en su honor. Tú la ayudarás en la cocina, cantando mientras cortas las cebollas y remueves el estofado.

La experiencia de la encarnación

En lugar de comprometernos a seguir una práctica espiritual y considerarla el instrumento que nos catapultará lejos de este mundo relativo, lo místico femenino se nos muestra, ahora mismo, en el seno de la experiencia de la encarnación. Bendecimos esta caótica maravilla, la experiencia de ser humanos.

Es aquí donde hallamos la faz del Altísimo. No nos hemos enamorado de la trascendencia; lo que queremos es autenticidad. No nos preocupan los sentidos, con sus apetitos e incongruencias; para nosotras el cuerpo es sagrado. No nos esforzamos en alcanzar la Tierra Pura de la Ausencia de Deseo. Todo eso no tiene ningún sentido para lo femenino, que no considera el deseo ni malo ni ajeno a la espiritualidad, que cree que el placer puede ser una forma distinta de plegaria. Lo sagrado brilla desde el desnudo núcleo de *lo que es*, en este milagro manifiesto, en esta forma misma.

Las soluciones a las crisis medioambientales que amenazan con erradicar la vida recaen en la reacción que tenga lo femenino. En lugar de esbozar un panorama con criminales y víctimas, con lo sagrado y lo profano, lo físico y lo metafísico, lo femenino invita a todos a compartir la misma mesa. Como si fuera la Gran Madre en persona, la mística femenina no contempla la creación como un objeto dañado que haya que reparar, sino más bien como un hijo amado que necesita que lo cuiden.

El activismo eficaz surge del amor incondicional.

Arreglar el mundo

Hay una historia en la Cábala que dice que una vez el ilimitado, informe y unificado Todopoderoso quiso conocer a su Yo Sagrado, y con ese fin decidió contraerse y derramarse en el interior de unas vasijas. Sin embargo, el Resplandor Divino era tan fuerte para que esos receptores limitados lo contuvieran que se hicieron trizas lanzando las esquirlas de su rota luz por todo el universo; así fue como surgió todo lo que es.

Algo muy parecido cuenta la moderna cosmología, que también afirma que el universo se expandió a partir de un estado de una densidad tan elevada que generó el amplio espectro de los fenómenos materiales. Yo he bautizado esta versión de la vasija que estalla en pedazos y que narra el origen del universo como «el big bang judío». Procede de las enseñanzas que el rabino y maestro Isaac Luria daba en el siglo XVI para ejemplificar la manera en que la forma surge de lo informe, la luz queda atrapada en la oscuridad y el Todopoderoso necesita que participemos en el despliegue de la bondad de la creación. Los humanos, como dicen las enseñanzas, fueron creados para excavar y extraer las esquirlas de luz del denso dilema de la existencia y restaurar las vasijas por completo.

En el judaísmo místico se denomina a esta enseñanza *tikkum olam*, la restauración del mundo. Pero ¿cómo vamos a hacer algo así? Yo te daré la respuesta: haciendo actos de *chesed* (bondad amorosa) y de *tzedakah* (generosidad). Y eso significa que tenemos que observar las directrices que se dan en la Torá (y que podemos considerar no solo el compendio de las escrituras hebraicas, sino también la esencia de todas las enseñanzas sagradas de cada una de las tradiciones sapienciales del mundo). Significa que cultivemos una práctica contemplativa para fomentar la intimidad con lo Divino, que hagamos el esfuerzo de recibir al desconocido y que cuidemos de la Tierra. Significa que nos inclinemos para escuchar las necesidades de los hermanos y hermanas que viven al margen de la sociedad (y que estemos dispuestos a renunciar a lo que nosotros entendemos por «ayudar», porque a veces las ideas preconcebidas que tenemos sobre el servicio pueden interferir con el auténtico servicio que podemos ofrecer). Significa pegar la oreja a la tierra para oír el latido del corazón de la Madre, aprender a leer sus pulsos, a diagnosticar sus dolencias, a intuir los remedios que pueden sanarla. Significa ir más despacio para permitir que el sufrimiento del mundo se abra camino en nuestros corazones, dejar que se abran nuestros corazones de par en par, y luego actuar desde ese espacio que se ha abierto completamente. Significa dar un paso hacia delante con humildad, con curiosidad y amor.

Acoger lo femenino del activismo

La crisis climática global exige que rompamos con nuestros hábitos de hiperconsumo y nos comprometamos a adoptar una vida más simple de manera voluntaria. Es la antítesis del énfasis que pone la cultura dominante en el poder de la adquisición y la primacía de lo individual. Y, sin embargo, esa es la quintaesencia de los valores femeninos de la cooperación y la generosidad. El paradigma masculino constata la escasez, mientras que el femenino se basa en la defensa de que haya abundancia para todos. Cuando hablo de valores femeninos y masculinos, no me refiero literalmente al hombre y a la mujer. Yo no culpo de la degradación medioambiental y de la injusticia económica exclusivamente a los hombres, y tampoco estoy diciendo que las mujeres no sean ni materialistas ni codiciosas. Invoco esas cualidades más profundas que moran en nosotros y se reflejan en las diferencias de género convencionales que se muestran tanto en los hombres como en las mujeres (en los niños y las niñas). Dado que la religión y la política, intrínsecamente relacionadas entre sí según nos cuenta la historia, han estado dominadas por sistemas que otorgan el poder a los hombres y oprimen a las mujeres, los valores femeninos esenciales se han subvertido, y este desequilibrio se ha visto reflejado en la manera en que tratamos a la naturaleza y nos tratamos los unos a los otros.

Si por aceptar el desafío de satisfacer las necesidades del medioambiente vas a tener un vago sentimiento de culpabilidad, y crees que has de actuar con la intención férrea de apretarte el cinturón, te voy a pedir que te relajes. Esa es la sombra del paradigma masculino que se diseñó para que te culparas por no ser perfecta. Lo femenino no alberga ninguna idea preconcebida sobre la pureza, que es imposible que podamos alcanzar y que, por lo tanto, está destinada al fracaso. El estilo de lo místico femenino es adorar la presencia de lo sagrado en todas las cosas. Es festejar la vida (la comida, el sexo, la belleza), en lugar de negarla.

¿Cómo vamos a reclamar este derecho de nacimiento que afirma la vida sin que estemos chupando de nuestra Madre Tierra hasta dejarla seca? Comprometiéndonos con esos mismos valores femeninos que están ausentes de nuestras religiones e instituciones políticas: la disposición a estar presente, a escuchar y, sobre todo, a dejarnos conmover desde el corazón por el sufrimiento del mundo. El gran don que nos brinda un corazón roto es que sabemos cuidar con más mimo de los detalles. Cuando hemos dado la cara para combatir las injusticias que arden como incendios forestales en la marginalidad social y en la naturaleza salvaje del planeta, no podemos evitar ponernos a su servicio. Sangramos por nuestra sangrante Madre, y espontáneamente nos alzamos para cuidar de ella.

Vasijas sanadoras

Así como el relato cosmológico de restaurar las vasijas destrozadas del universo sirve de parábola para invitarnos a emprender acciones movidas por la compasión, mi amiga Cynthia Jurs se dedica a ofrecer literalmente a la Tierra vasijas repletas de oraciones sanadoras. Cynthia llama a esta práctica el Proyecto de Sanación Global de las Vasijas del Tesoro de la Tierra. Hace unos 30 años, Cynthia, que practica el budismo tibetano, viajó a Nepal para subir a lo alto del Himalaya y conocer a un lama de 106 años que llevaba una vida de ermitaño en una cueva situada a unos 4.000 metros de altitud. «¿Qué puedo hacer yo para contribuir a la sanación y la protección de la Tierra?», fue la pregunta que Cynthia formuló de una manera un tanto desdibujada para expresar lo que le reconcomía por dentro mientras iba caminando.

Con el corazón roto por el cambio climático que se cierne sobre nosotros, Cynthia, al igual que la mayoría de nosotras, habría hecho cualquier cosa por cuidar de las heridas de la Madre. El Rinpoché (que era una reconocida encarnación de un líder religioso muy elevado espiritualmente) le enseñó un antiguo ejercicio que consistía en brindar plegarias y hacer una declaración de intenciones mientras se rellenaba de objetos sagrados una vasija de barro que luego se enterraba en algún lugar que debía ser sanado. Gracias al apoyo y a los contactos del Rinpoché, Cynthia y su *sangha*, su comunidad espiritual, encargaron la fabricación de 30 vasijas de cerámica que, unos amigos que iban a Nepal en primavera, le entregarían personalmente en su casa de Santa Fe de Nuevo México.

Desde entonces se han enterrado vasijas del tesoro en las zonas más conflictivas y castigadas con catástrofes ambientales de todo el mundo (de Liberia a Sudáfrica, de la jungla amazónica al sudoeste americano, y de Nueva Guinea a Nueva York) hasta crear como un *mandala* global de oraciones reparadoras. Cynthia me confesó que tras andar por todo el planeta cargando con tanta vasija un día le asaltó la idea de que este ejercicio para proteger la Tierra en realidad se enfocaba a su propia necesidad de curación. Cynthia, que había sufrido abusos de pequeña, problema por el que perdió el apoyo de su familia, había llevado en silencio su propio quebranto en su búsqueda espiritual. Aunque se daba perfectamente cuenta de que las diversas maneras en que maltrataba a las mujeres se reflejaban en las distintas maneras de explotar la Tierra, Cynthia no había establecido la conexión que existía entre su propia violación y su pérdida de poder. Reconocer su propia vulnerabilidad le ha permitido profundizar más en su práctica, e integrarla todavía más de lo que ya lo estaba en realidad, y ha hecho que su activismo en defensa de la Tierra se base en la plena realidad de la experiencia humana.

Al principio, cuando se enfrentó de plano al sufrimiento de la Tierra, Cynthia creyó que su corazón no lo resistirí, porque los daños son interminables. Se lanzan residuos tóxicos a las aguas. Secuestran a chicas jóvenes para venderlas como esclavas sexuales. Los bancos multinacionales van creciendo a expensas de los que no tienen nada. Y mientras tanto, las pérdidas personales de Cynthia se iban fraguando. Descubrió que uno de sus maestros más queridos se había ganado la reputación de abusar de su puesto para violar a chicas de 15 años (la misma edad que tenía ella cuando la violaron). Cynthia cortó toda relación con él. Y ahora no solo había perdido prácticamente a toda su familia de origen, sino que además perdía a su familia espiritual. Desprovista de su linaje, Cynthia se lanzó rumbo a lo desconocido sin contar con ninguna otra cosa que no fuera esa práctica de la vasija del tesoro y el deseo de ser útil en este reino precioso y quebrantado. La Tierra misma se convirtió en una especie de fuente de toda autoridad para Cynthia, tanto en la maestra como en las enseñanzas impartidas por ella (en el Buda y en el *Dharma*).

Y resulta que la Gran Madre tiene mucho que contar. «La Tierra no nos está llamando; nos está gritando», me dijo Cynthia. «El ejercicio de la vasija del tesoro está cambiando, y ya no es algo que hacemos, sino que se ha convertido en algo que somos. Todos tenemos que convertirnos en vasijas para sanar en este mundo». Cynthia pone de relieve que uno de los elementos más importantes de este proceso está acabando con nuestras ideas preconcebidas de la sanación. «La mente conceptual no puede comprenderlo –dice–. La necesidad es inmensa. Es sobrecogedora».

Por eso dejamos que nos guíe el corazón, y también dejamos que el cuerpo nos guíe. «Cuando nos alineamos con la plegaria más profunda, vemos desplegarse ante nosotros el paso siguiente que hay que dar, que, sin duda, es el adecuado», descubrió Cynthia. Este es el camino de la mística femenina. No podemos vivir con la expectativa de que las estructuras jerárquicas nos den su visto bueno, esas mismas estructuras que nos han decepcionado y nos han tenido marginadas, pero tampoco debemos rechazarlas. Toda tradición cuenta con sus propias perlas de sabiduría, que podemos recoger y plantar en la tierra como si fueran semillas.

Algunos budistas practicantes, como Cynthia, creen que a medida que las enseñanzas del Buda maduran en el jardín de la comunidad, se van volviendo más universales. Cynthia está encantada de ver que el *Dharma* nos está llevando a un despertar colectivo. Esta tarea compartida de provocar el despertar está impregnada de lo Femenino Sagrado y se basa en la certeza de que pertenecemos a la red del interser, y que solo rindiéndonos a esta sensación de pertenencia cabe esperar que podamos arreglar el mundo.

El papel de la administradora

A veces resulta embarazoso ser americana. Estados Unidos es uno de los pocos países que ha retirado su apoyo del ya de por sí endeble acuerdo climático de París. Sin embargo, el Gobierno y el pueblo son dos entidades diferentes. Inspirados por los ideales femeninos de la comunidad y la hospitalidad, cada vez son más grandes los círculos que se reúnen para encontrar soluciones a la amenaza inminente de la extinción global. Procuramos encontrar maneras alternativas de saltar del tren de un consumo excesivo y simplificar más nuestras vidas. Cultivamos alimentos en los huertos y compartimos su abundancia con los vecinos que pasan hambre. Compramos, comerciamos y hacemos lo necesario, y además estamos aprendiendo a decir «No, gracias» a los inacabables productos que la sociedad intenta decirnos que hemos de adquirir y de los que podemos prescindir perfectamente... sintiéndonos plenamente satisfechos de nuestra decisión.

Uno de los documentos más extensos que conozco y que mejor defiende la sostenibilidad es la Carta de la Tierra, elaborada en las postrimerías del siglo xx, en 1999. Como sucedió con la Declaración Universal de Derechos Humanos, que se redactó como consecuencia del holocausto nazi de mediados del siglo xx, la Carta de la Tierra se considera un «documento legal blando» (vinculante moralmente, cuando no legalmente, para los gobiernos que defienden los principios fundamentales.) La Carta de la Tierra, que nació como una colaboración entre varias naciones a partir de una iniciativa de las Naciones Unidas, llegó a buen puerto gracias a la sociedad civil.

La Carta de la Tierra plantea de una manera abierta la catástrofe climática y los temas de justicia social que se derivan de ella. Sus principios fundamentales incluyen respetar y cuidar de la comunidad de la vida, la integridad ecológica, la justicia económica y social, por no mencionar la democracia, la no violencia y la paz. Nos invita a imaginar una nueva manera de convivir todos juntos, en armonía con el planeta que compartimos. Este acuerdo global se basa en algo que lo Femenino Sagrado siempre ha sabido: que estamos interrelacionados y somos interdependientes. Somos niños viviendo una aventura llena de peligros, y tenemos la responsabilidad de mirar por el otro. Tanto la unidad como la diversidad son dos realidades sagradas. Encontrar el lugar adecuado para nosotros en esta gloriosa red de reciprocidad es motivo de celebración.

Hace unos años, un grupo de Iniciativa de las Mujeres para la Paz Global me invitó a acompañarlo a un congreso que se celebraba en Costa Rica, llamado «Las dimensiones interiores del cambio climático». La reunión pretendía dar ánimos a jóvenes activistas por la Tierra que luchaban en primera línea. Climatólogas, profesionales del medioambiente y maestras espirituales actuaron de mentoras de jóvenes activistas latinoamericanas y caribeñas. «Ser mentora» consistía principalmente en cultivar un estado de escucha amorosa en lugar de imponer nuestro propio criterio a esas superheroínas diciéndoles cómo deberían cambiar las cosas.

La mayoría de esas jóvenes eran indígenas, y su vida corría peligro porque habían hablado mal del colonialismo y de la industrialización de su patrimonio natural y cultural. Desde Honduras a Venezuela, estas jóvenes habían visto desaparecer a varios seres queridos que se habían atrevido a desafiar el programa imperialista de las multinacionales, y casi todas ellas conocían a alguien a quien habían hallado muerto por intentar organizar a la comunidad en defensa de la pureza de sus sagradas tierras.

Nos reunimos en un complejo hotelero situado en una selva remota y pasamos cinco días meditando y debatiendo, compartiendo comidas, música y risas, conviviendo en un espacio sagrado y seguro que permitió que todas esas valientes pudieran contar historias y compartir ideas, celebrar y condolerse. Mi tarea era dirigir un círculo de lamentación en el que cada una de las jóvenes pudiera tener la oportunidad de expresar tanto el dolor como la esperanza. Considero un gran honor, y una inspiración en mi vida, haber presenciado la manera en que unas personas muy próximas a los males de la Tierra abrían sus corazones rotos y se refugiaban en un círculo de mujeres maduras y amorosas que les permitían dar rienda suelta a su dolor.

Lo que me aportó esa experiencia fue lo siguiente: a pesar de que cada vez hay más pruebas que indican lo contrario, tenemos muchas razones para ser optimistas ante el futuro. La desesperación es lo primero que surge cuando se establece una dualidad entre los seres humanos y se nos reduce a la categoría de víctima y victimario, a pensar que unos lo ensucian todo, mientras que otros tenemos que limpiar los desperfectos, que unos se preocupan, mientras que otros nunca lo hacen. La esperanza resurge cuando recordamos que los unos no somos nada sin los otros. Si no cedemos al impulso de ver a los demás como si fueran algo ajeno a nosotros y reclamamos nuestro parentesco con todas las formas de vida, y además consideramos a la Tierra nuestra Madre, podremos despertar colectivamente de este peligroso sueño de dominancia y hacernos con el privilegio de asumir el papel de administradoras que todas las grandes tradiciones sapienciales nos recuerdan que es nuestra auténtica tarea.

Gaia

En la mitología griega, la energía primordial del universo se encarna en la diosa de la Tierra, Gaia. Esta diosa de grandes pechos se creó a sí misma a partir de la diosa Caos, y todo lo que conocemos adquirió el ser gracias a ella. Arraigada profundamente en la tierra, Gaia abraza y contribuye a alimentar toda la vida. Todo surge de ella y regresa a ella. Gaia es más un poder que una entidad; es la vida en sí misma; es la Madre Tierra.

En 1970, un grupo de científicos desarrolló la teoría de Gaia, que sugiere que la Tierra es un organismo individual y que toda la vida es interdependiente, porque forma un sistema sinérgico. Este ser vivo se autorregula siempre en busca del equilibrio. La hipótesis de Gaia nos permite visualizarnos como una parte integral del todo, y puede exhortarnos a que sigamos conectados con la naturaleza y a hacer todo lo que esté en nuestra mano para cuidar de ella y sanarla.

Gaia, la diosa mítica, alcanzó el ser de manera espontánea, sin que la creara ninguna fuerza externa, ni la impulsara ningún plan previsto. Este es el principio de lo femenino. Ella es por el puro placer de ser, es belleza por el puro placer de ser belleza. Y nosotros estamos entrelazados con la Tierra. No solo pertenecemos a ella, sino que somos ella misma. Si la Tierra es sagrada, nosotros también lo somos. La materia de nuestra existencia básicamente es bendita.

Las aguas sagradas

Lo femenino comprende que la tarea de ser administradoras de la Tierra no consiste tan solo en proveernos de soluciones tecnológicas; consiste en estar profundamente atentas a la Tierra en sí. En prestarle atención con amor. Mi amiga Pat McCabe es una líder espiritual de la nación diné (navajos), y se la conoce con el nombre de Mujer En Pie y Radiante. Pat, llamada así con gran acierto, es una mujer que se pone en pie e irradia luz cuando habla sin reservas de la Madre. Su defensa empieza por la relación misma. Pat escucha la tierra quebrada, habla con el agua rota, se comunica con el aire doliente.

Hace varios años, Pat se despertó una noche al oír que el patio de la casa que tiene en el Desierto Alto se estaba inundando. Las aguas crecían sin mesura y se dirigían a su casa. Solo de pensar en los daños y en los elevados costes que todo aquello le acarrearía y que no podría asumir, entró en pánico. Primero intentó restarle importancia al asunto esperando que todo se solucionara por sí solo, aunque el nivel de agua iba creciendo. Al final, terminó por reconocer que todo aquello era un acontecimiento sagrado; y decidió entablar un diálogo con el agua. Primero se presentó formalmente, y luego dio la bienvenida al agua. «¿Qué necesitas, hermana? –le preguntó–. ¿Tienes que decirle algo a mi comunidad?».

En el momento en que Pat se mostró abierta y disponible, fue consciente de que los espíritus le estaban hablando. Y esos espíritus le dijeron que su pueblo rezaba mucho, pero que con eso no bastaba, que debían estar alerta para entender las respuestas. Y eso significaba abrir una puerta a lo inesperado y a encajar potencialmente un cambio drástico. Al principio podría parecer una pérdida, porque las soluciones que nuestras almas reclaman son soluciones drásticas, pero tenían que ser valientes y lo bastante humildes para dejar que la verdad se revelara por sí misma.

Los espíritus comunicaron a Pam que dar la bienvenida al agua era dar un paso adelante en la dirección correcta para cultivar una buena relación con la Tierra, y que su tarea era enseñar al mundo que hay que cultivar el diálogo con todas las formas de vida. Pat comprendió que ese era el estilo femenino. Y el estilo femenino consistía en abrazar el espíritu en la forma. Ahí es donde mora lo sagrado: en las células de nuestro propio cuerpo, en las vetas del agua que discurre bajo la superficie de la tierra, en las nubes que se elevan y transportan nuestras plegarias, las mezclan con las plegarias de nuestros antepasados y las descargan donde más se necesitan.

Tras la conversación que Pat mantuvo con el agua, tuvo que marcharse del pueblo para ir a dar una conferencia a una ciudad lejana. Al regresar a casa, vio que el agua se había bifurcado en dos arroyos que sorteaban su hogar en una circunvalación. Su casa no había sufrido ni un solo daño. «Así que esa ha sido su solución…», se dijo Pat, sin duda impresionada por la ingenuidad y generosidad de su hermana Agua. Pat había tenido la cortesía de preguntar, y la paciencia de escuchar. Y el Agua habló, rectificó su curso y siguió su camino, y dejó a su hermana humana el honor y la responsabilidad de mostrar a los demás que es posible mantener una relación personal con los elementos que nos sostienen.

La red luminosa del interser

Así como es necesario que nuestras voces individuales y nuestros actos cuenten, también podemos pedir ayuda e inspiración a nuestros antepasados. Existen precedentes de esta veneración y esta preocupación. Tenemos leyendas que sirven para despertarnos y arquetipos que guían nuestros pasos.

En muchas tradiciones indígenas, el rostro femenino del Todopoderoso adopta la forma de una araña que al tejer le da el ser al mundo, y con eso se afirma la dependencia mutua que tenemos con los demás y con el planeta que compartimos. En la tradición del Pueblo Indio del Valle del Río Grande, al norte de Nuevo México, donde yo vivo, su nombre se mantiene en secreto, y la gente se refiere a ella llamándola simplemente la Vieja Mujer Araña. Su historia es parecida al mito de *tikkun olam* del judaísmo, aquel que dice que el Todopoderoso se derrama en vasijas para poder conocer su Yo Sagrado. Los habitantes de Pueblo Acoma creen que cuando El Hacedor del Mundo creó todo lo que es, lo dejó inacabado; por eso le encargó a la Vieja Mujer Araña que completara la creación. Le confió unas cestas con todos los ingredientes necesarios, y entregó esas cestas a sus hermanas, que al principio quedaron cegadas por el resplandor que derramaban esas vasijas sagradas. La Vieja Mujer Araña enseñó a sus hermanas las oraciones que cuidaban de la vida, y ellas las entonaron brindándolas al sol y a la tierra. Cuando terminaron de rezar, su hermana les dijo que miraran en todas las direcciones antes de aceptar que recayera sobre sí mismas la responsabilidad de gobernar la creación.

Date un respiro y mira en todas las direcciones antes de dar el paso de ponerte a arreglar el mundo.

Según la tradición hopi de Arizona, ella es la Abuela Araña, la cocreadora y cuidadora del mundo. Su tarea es crear vida para vestir un planeta que está desnudo. Moldea todo lo viviente desde la misma base, mezcla tierra y saliva y cubre la creación con su manto de sabiduría. Según la tradición diné, que se extiende a lo largo del sudoeste de Estados Unidos, ella es la Mujer Araña, la que canta a la red del universo hasta darle el ser. La Mujer Araña nos enseña a caminar por la Senda de la Belleza, a ver y a celebrar la belleza en todas partes y en cualquier momento. Según la tradición de los antiguos mayas de México y Centroamérica, ella es Ix Chel, diosa de la luna, del agua, el tejer y el alumbrar. Uno de los nombres de Ix Chel es Telaraña Capturando el Rocío Matutino. A menudo se la representa con un huso y un telar. Como la diosa creadora de la tradición diné, Ix Chel entregó a la humanidad el arte de tejer.

La esencia de estas historias de arañas se basa en que en realidad existe una interconexión. Cuando la Gran Tejedora hace girar la rueca para hilar lo que es físico y teje el tapiz de la creación, está fabricando una red en la que cada hilo conecta con el resto de los demás hijos. Todo está interconectado entre sí de una manera vital y extravagante.

Tomemos la historia de la red de Indra que procede del Sutra de la guirnalda de flores del budismo Mahayana. Indra es una deidad masculina que ha asumido la tarea femenina de conservar la red del interser a la que todos pertenecemos. De esta morada celestial pende una red exquisita que se alarga infinitamente en todas las direcciones. Una joya luminosa se encuentra situada en cada punto de intersección entre varios hilos; y cada una de estas joyas es el reflejo de todas las demás. Por eso no solo la red es infinita, sino que el reflejo de la red se extiende al infinito. Así como el *tikkun olam* se avanzó a la teoría del Big Bang en unos 500 años aproximadamente, la red de Indra también se adelantó al principio holográfico de la física en un par de milenios. Nuestras almas siempre han comprendido que todo está interconectado; y que es de una belleza radiante; y bueno.

Nuestra madre, la Tierra

Cuando la cristiandad entró en conflicto con las religiones indígenas del mundo, hubo una especie de fusión nuclear que se desplegó entre la Madre Tierra y la Madre de Cristo. La aparición de Nuestra Señora de Guadalupe, del Valle de México, es un ejemplo especialmente poderoso. Este híbrido de la Virgen María y de Tonantzin, la Madre del Maíz de la tradición azteca, se apareció en el lugar exacto donde el pueblo nahuatl llevaba milenios adorando a la diosa de la fertilidad, y la primera persona a la que se dirigió fue a un granjero indígena, al que además le habló en su misma lengua. La Virgen tenía la piel tan oscura como él, pero sus rasgos eran europeos. Llevaba esa faja tradicional que vestían las embarazadas precolombinas, y además un manto de estrellas, como la Virgen María. Esa divinidad dejó muy claro que era la Madre de Todos los Pueblos, y que su tarea y su deleite era amarnos, darnos cobijo, consolar nuestros corazones y protegernos.

La aparición de Nuestra Señora en el siglo XVI en el Valle de México coincidió con el punto álgido de la conquista española, cuando los colonizadores estaban erradicando de manera sistemática la cultura indígena, asesinaban a los disidentes y derogaban los derechos de los nativos. La tierna misericordia de la Madre María se combinó de manera alquímica con el poder fiero de la Madre del Maíz, y de ahí surgió una gloriosa defensora. Nuestra Señora de Guadalupe sorteó el miedo y las sospechas que engendraban los opresores y brindó a todos un amor conciliador que ha sido un punto de apoyo para los pueblos de Latinoamérica durante cinco siglos. Algunos se refieren a ella como a la Diosa de las Américas. Para muchos creyentes, es tan importante como Jesús, o quizá incluso más (aunque la mayoría de los católicos no se atrevan a decirlo en voz alta). Su imagen (de pie, sobre una medialuna y rodeada de estrellas) adorna los muros de los barrios y las cabinas de los camiones, los altares que hay junto a las carreteras y los jardines de flores desde Los Ángeles hasta el Yucatán.

En los Andes, a la Madre Tierra se la conoce con el nombre de Pachamama. Como a Tonantzin, los antiguos la temían y reverenciaban. Cuando los conquistadores (los colonos españoles) impusieron el cristianismo, Pachamama se apropió de algunas de las cualidades de la Virgen María, y los aspectos salvaje y bondadoso de la Gran Madre se fusionaron en una única y generosa diosa de la Tierra. A diferencia del concepto de *tikkun plam*, que se basa en la asunción de que el mundo está roto y debemos repararlo, los pueblos andinos de Sudámerica ven el universo como un lugar de fastuosa abundancia simbolizado por la madre de todos, esa madre que siempre se brinda, Pachamama.

De todos modos, formamos parte de un ciclo de reciprocidad, y no debemos tomar más de lo que damos. Los pueblos andinos dan mucha importancia a las necesidades de Pachamama y realizan sofisticados rituales para devolverle la abundancia que ella nos prodiga a todos. Mi amiga Annamarie, que dirige grupos de mujeres en los Andes peruanos, me cuenta el principio y la práctica del *ayni*: «el intercambio recíproco de energía viva que se da al hacer nuestras ofrendas y recibir los dones de la Madre Tierra (Pachamama)». Los pueblos andinos indígenas aprenden desde una tierna edad que todos los seres vivos están conectados, y que debemos vivir en equilibrio con la Tierra y entre nosotros. Y eso no es tanto un consejo sobre cómo hay que vivir, sino más bien el reconocimiento de que existe una ley natural: toda forma de vida busca hallarse en un estado de armonía, y por eso fluirá inexorablemente hacia el equilibrio.

Los pueblos andinos reconocen que todos procedemos de Pachamama y que todo pertenece a esta diosa. «Respiramos su aire, un aire que es de ella –dice Annamarie–. Bebemos de sus aguas y vivimos sobre sus tierras. Los pueblos cuidan de los animales de ella, y estos animales nos alimentan y nos visten». Reverencian a la Madre con ofrendas. Cuando nace una niña, la familia la envuelve en una manta y la deposita en una hendidura de la tierra para que Pachamama sea la primera en cogerla. A los niños enfermos los colocan en un hueco similar para que Pachamama pueda curarlos. Siguiendo el espíritu de la tradición *ayni,* el pueblo andino realiza ofrendas simples a diario: conchas marinas, flores, plumas o caramelos.

Junto con sus hermanos y hermanas andinos, Annamarie también cree que si nos esforzamos por voluntad propia simplificando nuestra vida y brindando nuestro amor y gratitud a Pachamama, podemos colaborar de verdad en la sanación de la

Tierra. «En la medida en que los seres humanos retomemos la práctica de la tradición *ayni* –explica Annamarie–, Pachamama volverá a esforzarse».

Y nosotros, los que vivimos en el hemisferio norte, nos cuestionamos los valores occidentales que hemos heredado, que sobre todo son valores masculinos que nos animan a adquirir y atesorar todo lo que podamos antes de que se acabe. Y entonces nos entregamos al impulso más femenino de compartir recursos, sabiduría y alegría. Nos plantamos en el fértil suelo de nuestra conexión con la Madre Tierra una y otra vez. Caminamos ligeros. Y damos las gracias.

Hildegarda

En la Edad media, una visionaria nacida en tierras del Rin, Hildegarda von Bingen, logró salirse con la suya y adorar a la Madre Tierra sin que eso le impidiera gobernar una abadía benedictina. Y lo consiguió porque supo mostrárnosla, bajo la atenta supervisión de la Iglesia, en su faceta de Virgen María y Madre Sofía; si no, la habrían considerado una pagana y condenado por hereje. Según Hildegarda, es María quien hila la materia terrenal para darle el ser y la entreteje con los cielos para que toda la creación quede interpenetrada por lo sagrado. En la teología de Hildegarda, María se funde con Sofía, la Madre Sabiduría, que hunde una de sus alas en la tierra y eleva la otra al cielo, y en su vuelo extático, hace que se apresure la vida. Nos imbuye del anhelo que sentimos por ella. Y eso no es una herejía; forma parte de la ortodoxia. Aunque la Iglesia tardó 1.000 años en ver la luz («la Luz Viviente», como dice Hildegarda cuando habla de lo Divino), terminó por canonizar a Hildegarda a principios del siglo XXI y la proclamó «doctora de la Iglesia», un raro honor reservado a los santos que han hecho una contribución significativa a la teología católico-romana.

Hildegarda se prendó del creador y se enamoró de todos los elementos de la creación. Su misticismo es íntimo, incluso erótico. Acuñó el término *viriditas* para evocar esa cualidad exuberante, extravagante, húmeda y frondosa de lo Divino cuando se manifiesta como el «poder ecológico» que impregna todo lo que es. Esta energía que nos da la vida está imbuida de una cualidad distintivamente femenina.

> La tierra es al mismo tiempo
> madre,
> es la madre de todo lo que es natural,
> madre de todo lo que es humano.
> Es la madre de todo,
> porque contenidas en ella
> se encuentran las semillas de todo.
>
> HILDEGARDA VON BINGEN

Para Hildegarda, el Hijo puede ser la encarnación del Todopoderoso, pero la Madre está hecha de la misma materia de la que emana la Palabra de Dios cuando penetra el mundo. El núcleo místico de todas las religiones del mundo es asertivo en el conocimiento profundamente femenino del panteísmo; es como decir que todas las partículas del universo están imbuidas de la sustancia de lo Divino; que Dios interpenetra el universo y es más grande que todo lo que es.

Sita

La madre Sita es una de las diosas más amadas de la mitología hindú; sin embargo, pocos entre sus devotos recuerdan que, en muchos sentidos, es un avatar de la Madre Tierra. Sita nació de la Madre Tierra, y fue hallada de pequeña en un surco del campo que su padre adoptivo estaba arando. Sita siguió a su esposo, el Señor Ram, al exilio, y juntos vivieron en el bosque de una manera simple y muy próxima a la tierra durante 14 años. Ella se comunicaba con los animales, confeccionaba remedios medicinales con hierbas y percibía los cambios climáticos.

Lo que la mayoría cree saber de Sita viene del *Ramayana*, el relato épico clásico hindú, que cuenta la famosa historia del secuestro de Sita por Ravana, el malvado demonio de diez cabezas. Ravana va montado en su carro por el cielo cuando ve a Sita, y la desea en el acto. Ravana secuestra a la joven y se la lleva a su refugio demoníaco, situado al otro lado de los mares, en la isla de Lanka. Entonces, se libra una batalla épica en la que el humilde rey mono, Hanuman, rescata a Sita y ella puede regresar al lugar que le corresponde, que es junto a Ram.

El *Ramayana* es un cuento emblemático sobre el amor y la separación, la melancolía y el regreso al hogar. Es el arquetipo que reunifica los rostros femenino y masculino de la deidad.

El relato, además, relega a Sita al estado de esposa casta y obediente; refuerza el estereotipo de la fémina indefensa. Mi amiga Dena Merriam, que se ha pasado la vida estudiando textos hindúes y meditando sobre su significado, enfoca de una manera un poco distinta la historia de Sita. Dice que Sita no fue la víctima de Ravana, sino más bien la arquitecta de su propio destino. Sita se mostró predispuesta a asumir el *karma* de su encarnación para contribuir a que la conciencia de la humanidad recuperase su buena relación con la Tierra. Y afirma que Sita no fue una devota más de Ram, sino que por pleno derecho fue alguien que, además de ser su igual, se dedicó a las enseñanzas del *Dharma* (ley espiritual).

Sita es la misma conexión con la naturaleza. Al final de su vida, estaba cansada de los percances que había sufrido durante su encarnación, incluyendo una dolorosa ruptura con su amado Ram, quien, al imaginarse que su esposa había sido violada a manos del pérfido Ravana, terminó por renegar de ella. Sita regresó entonces a los brazos de la Madre Tierra, que se abrió completamente a ella y, tomándola de la mano, la recibió con todo su amor.

Nuestras experiencias de la encarnación no siempre se corresponden con las imágenes idealizadas de lo sagrado, pero estas ideas preconcebidas derivan de los niveles de perfección que exigen los patrones masculinos. Estos paradigmas han causado un gran daño, y ya no son válidos. Te invito a que renuncies a esforzarte en intentar ser lo que no eres y, en lugar de eso, afirmes tu innata belleza y valía como célula luminosa que eres del cuerpo de la Madre Tierra.

Para profundizar

Siéntate en silencio, con los ojos cerrados, y deja que tu mente
explore la dimensión y la profundidad de la degradación
de la Madre Tierra. Abstente de alejar de ti el sufrimiento
o de transformarlo en una rabia arrogante. Permítete
quedarte en esos lugares que te resultan incómodos.

Ahora piensa en un tema en concreto que te moleste
muchísimo, y que esté ocurriendo cerca de donde
vives o en una región remota del planeta. Mantente
presente en esta realidad durante unos minutos.

Pregúntate cuáles son los pasos prácticos que podrías
dar para aliviar una parte de los sufrimientos de este mundo.
Decide emprender alguna acción concreta, tanto si es
insignificante como si es decisiva. Sigue. Y si te sientes
agobiada, recuerda que no estás sola. Une tu energía a la
energía de los demás. Y plantéate lo que dijo la Madre Teresa:
«No todos estamos llamados a hacer grandes cosas, pero
podemos hacer cosas insignificantes con muchísimo amor».

Lo que hagas puede ser tan sencillo como negarte a usar
pajitas de plástico para beber, porque sabes que se tiran, y que
eso está alterando gravemente los ecosistemas de los mares del
planeta. Quizá podrías ir en bici al trabajo un día a la semana:
dejarías menos trazas de carbono en el planeta y contribuirías
a que mejorara tu estado físico. Intenta leer un artículo a la
semana sobre el cambio climático, y usa las redes sociales
para educar a las personas que están conectadas contigo.

Haz desaparecer tus colores.
Abre de par en par tu caja de canciones.
La belleza nos eleva.

9. El ruido alegre: la creatividad y las artes

Preliminares

Cuando eras pequeña ya sabías que eras cocreadora del universo, pero poco a poco olvidaste quién eras. De pequeña todo era de colores para ti. Ahora, en cambio, eliges el negro por defecto como fuente de color, porque es la moneda de cambio oficial. Cuando eras pequeña, inventabas canciones. Ahora ya no cantas mucho que digamos; das sermones, gritas o guardas un silencio prudente. De pequeña ibas de un lado a otro bailando, y ahora cultivas la quietud, que está muy bien, pero estás olvidando la manera de moverte hacia la música de tu alma. Ni siquiera puedes oír esa música interior, ahogada por el clamor de todas tus obligaciones.

Recupera tu creatividad salvaje. Sé que es peligroso. Cuando te permites convertirte en un canal de Shakti (la energía cósmica primordial), ella entra como la luz y todo se ilumina. Se endosa a ti como si fuera tu segunda piel, y lo sientes todo: la alegría más penetrante, y el dolor más profundo. Ella te hace sentir hambrienta, te mata de hambre, te deja soñolienta y te mantiene despierta toda la noche.

Arranca de ti oraciones y te lleva a lamentarte. Es lo sagrado que se apropia de lo ordinario. Y tú no puedes resistirte.

Tienes miedo de lo que podría suceder si levantas la tapa de esa caja, por supuesto. Mil y una cosas bellas podrían salir de golpe y apoderarse de tu vida. Podrías consumirte de ansia intentando componer un libreto o pintar un mural, y descuidar tus responsabilidades. Eres lo bastante lista para mostrarte cautelosa antes de abrir la jaula a tus impulsos artísticos dormidos. Seguro que salen como rugientes llamas y dan al traste con tu ordenada vida. Y, sin darte apenas cuenta, pueden entrarte ganas de ponerte a cantar mientras estás reunida con la profesora de tu hijo, o de ponerte a garabatear mientras calculas la declaración de la renta. ¿Y si te da por seguir las visiones que pueblan tu mente y tu corazón, les imploras que se manifiesten a través de tus manos y terminas olvidándote de prepararle el desayuno a tu hijo?

Dedicarse al arte no siempre es tan arriesgado. No tienes que dedicar toda tu vida entera a seguir los impulsos irrefrenables de crear que tiene Shakti. La belleza florece en espacios pequeños. Uno nunca está tan ocupado, ni es tan pobre, o independiente, para aprender a hacer cuencos de cerámica o a tocar el tambor. Cuando dediques un tiempo a la belleza, el universo se expandirá milagrosamente para darle la bienvenida. Descubrirás que te apetece coger esa guitarra que no habías afinado desde que ibas a la universidad y te pondrás a tocar melodías. De repente, podrás volver a tocar *La casa del sol naciente* y te sonará mejor que nunca, porque ahora, tras tantos años de elecciones desafortunadas y de dulces sufrimientos, suena distinta. En lugar de ver el telediario por la noche, recopilarás todos los textos de escritura libre que has escrito a mano en varias libretas y en los márgenes de las cartas de comida para llevar y los pasarás a máquina para que florezcan y se conviertan en un jardín de poesía.

Y, para tu sorpresa, seguirás llevando las cuentas, tendiendo la colada y ayudando a tus hijos con los deberes de mates (aunque a ti no te gusten la mates).

Sí, eres digna de dedicarte a las artes. Renuncia a la jerarquía impuesta por tu mente que acalla tu propia voz creativa diciéndote que nunca podrás ser un Picasso o un Puccini, y que no vale la pena que te molestes en pintar o en componer. Ya sé que nunca serás un maestro como ellos. Ellos eran hombres, y fueron los hombres quienes sentaron las bases de la maestría artística, como también fueron los hombres quienes erigieron los altares de las religiones mundiales y se encargaron de desanimar a las mujeres para que no los siguieran. Poder crear no solo es un derecho de nacimiento, sino que es tu verdadera naturaleza. El mundo sanará cuando cojas un pincel, te estremezcas y cantes con todo tu corazón. Shakti, lo femenino, la naturaleza dinámica de la realidad, se muere de ganas de sacarte a pasear.

La alquimia del arte

Se da el milagro cuando lanzamos el liderazgo de nuestra historia personal a las llamas transformadoras de la creatividad. Nuestra historia se transmuta y se vuelve dorada. Con ese oro nos sanamos y redimimos el mundo. Y como sucede con cualquier otra práctica espiritual, esta alquimia creativa requiere dar un salto de fe. Cuando nos dedicamos al arte, lo primero que hay que hacer es quedarnos quietas para oír todo lo que desea expresarse a través de nosotras, y luego tenemos que salir del camino y dejar que eso florezca. Tenemos que mostrarnos dispuestas a permanecer en el desconocimiento antes de adquirir el conocimiento. Y este espacio es sagrado. Es liminal, y numinoso. Asusta, y nos da vida también. Nos lo exige todo, por descontado, pero nos devuelve lo que hemos entregado multiplicado por diez.

Hay una conexión vital entre la creatividad y el misticismo. Comprometerse con el impulso creativo es acceder a emprender un viaje al núcleo mismo del misterio. La creatividad evita la mente discursiva y nos lleva a la fuente de nuestro ser. Cuando nos permitimos ser un canal para que se exprese la energía creativa, sentimos el temor que esa energía despierta en nosotros. Nos convertimos en un canal para la gracia. Dedicarse a un arte es hacer el amor con lo sagrado. Es un encuentro desnudo, auténtico y arriesgado, vulnerable y cargado de erotismo.

La musa raramente se comporta como nos gustaría, y, sin embargo, todo artista sabe que no se puede controlar. Para expresarse uno mismo a través del arte se requiere que haya unos períodos de quietud en los que parece que nada sucede. Como el árbol en invierno cuyas raíces trabajan ahondando en la profundidad de la tierra oscura, el proceso creativo necesita estar un tiempo en barbecho. Tenemos que incubar la inspiración. Necesitamos espacios vacíos para cavilar y prepararnos, para experimentar y reflejar. La sociedad no valora a sus artistas, en parte a causa de la aparente falta de productividad que comporta la vida creativa. Este énfasis de la sociedad en los bienes y servicios es el mecanismo que usa el impulso masculino para erigir y proteger, construir y ejecutar, producir y controlar. El arte empieza con la receptividad. Todo artista, de algún modo, es femenino, de la misma manera que cada artista es un místico; y una criatura política. Dedicarse al arte puede ser un acto subversivo, un acto de resistencia contra el adormecido señuelo del consumo, un acto de desenfrenada pacificación disfrazado de poema, de canción o de una representación abstracta de una hoja de álamo temblón que gira en un arroyuelo.

La parte de nuestro cerebro con el que sorteamos los desafíos del mundo nuestro de cada día se siente incómoda en la esfera impredecible de la creación artística. No podemos estrujarnos para pasar por el ojo de una aguja y llegar a la tierra de la creatividad salvaje si nuestra cabalgadura se encuentra en el córtex frontal, cuyo trabajo es evaluar las circunstancias externas y reglamentar el comportamiento apropiado. La creatividad tiene por costumbre desafiar el buen criterio. Ahora bien, tampoco estoy diciendo que no haya lugar para el intelecto en la empresa creativa. Las personas más inteligentes que conozco son artistas y músicos. Sus afinadísimas mentes siempre están tratando de resolver algún problema o acertijo, de encontrar la manera de versionar la música que escuchan en su sala de conciertos mental y darle una forma inteligible que los demás puedan entender y valorar.

Lo que exige la vida creativa es que asumamos riesgos. Y los riesgos pueden ser calculados; pueden producir frutos en el ámbito de la empresa, o bien sencillamente pueden llegar a enriquecer nuestras vidas. Asumir el riesgo de optar por lo creativo no tiene que volver nuestra vida del revés, sino que incluso puede llegar a enderezar el rumbo del barco a la deriva de nuestra alma. Cuando nos mostramos receptivos a aceptar el flujo de Shakti, no solo aceptamos su poder de generación, sino también su capacidad de destruir todo lo que se interponga entre nosotros y una vida plena.

El arte no siempre tiene que hacernos sufrir. No se nos exige que lo sacrifiquemos todo por la belleza. La vida creativa puede ser gratificante y tranquila. Lo único que hay que hacer es prestarnos a ser la vasija en que se exprese la obra de arte y permitir que esa obra guíe nuestras manos. Y cuando lo hagamos, habremos consentido en correr una aventura sagrada. Estaremos diciendo sí a la presencia trascendente y encarnada de lo sagrado.

Saraswati

Imagínate lo siguiente: una diosa luminosa está sentada en una flor de loto blanca frente a la corriente de un río. En uno de sus cuatro brazos sostiene un libro: los antiguos *Vedas*, la fuente del conocimiento eterno y símbolo del poder que tiene la literatura para transformar la conciencia. En otra mano sostiene un *mala*, una especie de rosario de 108 cuentas de cristal, fuente de la profunda concentración y símbolo del poder que tiene la meditación de generar una conciencia enfocada en un punto. En otra mano sostiene una vasija llena de agua sagrada, fuente de la purificación y símbolo del poder que tiene la creatividad de refinar la sabiduría hasta llevarla a lo más esencial. En la cuarta mano sostiene una vina, un instrumento musical de cuerda, la fuente de perfección de todas las artes, símbolo del poder que tiene la música de despertar nuestro corazón.

Ella es Saraswati, y es mi musa. Esta diosa hindú representa el flujo de la energía creativa y la claridad de expresión. Es apasionada y está centrada, es elegante y lúcida. Carece de adornos, porque le interesa mucho más el proceso por el que se crea belleza que ser un objeto de belleza en sí misma. A veces se la ve acompañada de un cisne, símbolo del discernimiento, o de un pavo real, símbolo de la gracia. Saraswati surgió de la boca de Brahma, el creador, cuando Él quiso dotar de sentido el informe caos de la existencia. Eso mismo convierte a Saraswati en cocreadora del universo. Es la consorte de Brahma, sí, pero Brahma también es el consorte de Saraswati. Su obra de amor se despliega en el microcosmos de nuestras almas.

Tengo una estatuilla de la diosa junto a mi escritorio para que me ayude a impregnarme del flujo creativo. Y también tengo un montón de otros seres de sabiduría femeninos que me inspiran, como la cuenta-cuentos india de Pueblo, una figurilla de arcilla de una abuela con la boca abierta que está contando a los niños que tiene en brazos las leyendas de su gente. La figurilla de la narradora de cuentos es la expresión moderna de esa tradición oral perenne en la que simultáneamente salvaguardamos la sabiduría ancestral y la actualizamos a nuestros tiempos, a nuestras comunidades y a nuestros cuerpos.

Una de cada

Mi amiga Azima ve la creatividad como un arroyo sagrado que fluye sobre nuestras cabezas; de vez en cuando somos capaces de conectar y lo desviamos a la tierra en forma de música o pintura, poesía o danza. Las formas que adopta son exquisitamente variadas, pero la fuente es el Uno.

Y eso nunca la ha tomado por sorpresa. Azima se lleva la palma en el número de artes que practica, y a todas se compromete con gran maestría, siempre al servicio del Uno. Nacida en Bulgaria bajo el régimen comunista, Azima estudió piano en la Academia Nacional de Música de Sofía, que le abrió las puertas para escapar de la opresión, y siguió cursando estudios en Roma, donde también actuó con gran éxito de crítica. No tardó en ganarse una buena reputación como virtuosa del piano y fue premiada varias veces por su brillantez; incluso recibió el premio «al virtuosismo con distinción» que otorga el Conservatorio de Música de Ginebra. Azima aceptó diversos puestos de trabajo en el campo de la enseñanza en Europa. Hasta que al final se estableció en Londres, donde se casó con un jefe escocés, tuvo dos hijos con él y dirigió un festival de música de cámara durante 10 años que se celebraba en la Isla de Skye. Azima sigue viviendo en Londres en la actualidad, pero viaja mucho por el planeta; te la puedes encontrar montando a camello por el Sahara o rezando en silencio en el Sinaí, esbozando en sus cuadernos de dibujo en el sur de la India o escribiendo sus memorias en Nuevo México.

Como les ha ocurrido a todas las místicas que conozco, solo cuando las costuras de la vida que cuidadosamente Azima había entretejido empezaron a deshilvanarse, el misterio sagrado se infiltró en la tela y todo se le vino abajo; su alma ardió en llamas y se vio presa de una necesidad urgente e insaciable de crear. A raíz de su divorcio, Azima, que seguía tocando el piano, empezó a escribir y a pintar. Descubrió entonces la obra del gran maestro sufí de la Edad Media Jalaluddin Rumi (o, tal y como dice Azima, más bien fue Rumi quien la descubrió a ella). Entró en contacto con un hablante persa nativo para que le tradujera la poesía de Rumi a un inglés accesible y moderno que captara profundamente los aspectos místicos de sus enseñanzas. Esta intimidad con el poeta extático la llevó a crear un grupo musical llamado Amantes de Rumi, que dio varios conciertos por toda Europa en los que combinaba movimientos de Bach, Scriabin y Brahms (que Azima tocaba al piano) con la poesía de Rumi. Fueron muchos los que, procedentes de todos los ámbitos culturales y religiosos, leyeron los poemas.

Azima me conoció después de que mi segundo libro, una traducción de *El castillo interior,* de Teresa de Ávila, se publicara en el Reino Unido. Tuvo la sensación de que conectaríamos bien y se arriesgó a contactar conmigo; y de allí surgió una conversación sagrada, cargada de energía, que bendijo mi vida regalándome una compañera del alma como raras veces había experimentado yo jamás. Nos escribíamos unos correos larguísimos en los que compartíamos los pesares de nuestros corazones rotos y las historias de nuestra vida. Yo hacía tan solo dos años que había salido de la tormenta de fuego de la muerte de mi hija; tenía el corazón todavía blando. No me interesaba nada que no fuera establecer una conexión plena y auténtica con otros seres humanos que estuvieran siguiendo su camino de transformación en el amor.

Con los años, Azima y yo participamos del mundo de la otra compartiendo música y poesía, comiendo juntas y realizando prácticas sufíes. Y entre tanto conservamos el contacto con diversos grados de comunicación y silencio. Tengo una acuarela colgada sobre el escritorio que Azima hizo para mí de la página inicial del poema de Rumi, que consta de varios volúmenes, *El Masnavi*, y apoyado en la estantería que tengo a mi espalda, su icono del Cristo que bendice con la mano dispuesta a modo de *mudra*.

Lo que más me sorprende de Azima es la elegancia con que encarna lo que mi propia alma ya sabía cuando yo era pequeña y que, sin embargo, tanto trabajo me costó sacar a la luz: todas las artes creativas son lenguajes distintos con los que alabar al Divino, y todas están interconectadas entre sí.

Conviértete en belleza

Como debes de haber adivinado, nunca me sentí a gusto en el mundo académico. En la universidad me iba bien, pero solo porque me quemaba las cejas estudiando, y la mayor parte de ese período de tiempo me sentía como exiliada, muy alejada

de mi zona de confort, que era el hemisferio derecho del cerebro. Hacia la mitad más o menos de mi carrera de filosofía,
tuve una revelación. A mí no me interesaban ni la validez lógica
ni la utilidad de las ideas; me atraía su valor estético. Cuando
una teoría se presentaba con pasión y fuerza literaria, todo mi
cuerpo reaccionaba, y esta resonancia visceral ya estipulaba
de por sí mi concordancia con ella. ¡Y no tenía nada de que
avergonzarme!

«Nadie se baña en el mismo río dos veces» (Heráclito). «De
lo que no se puede hablar es mejor callarse» (Wittgenstein).
«Dios ha muerto» (Nietzsche). ¡Perfecto! Casi todo el material
que hemos leído y sobre el que hemos escrito fue generado
por HBM (Hombres Blancos Muertos), aunque mi radar se
desviaba de sus credenciales cognitivas y se concentraba en
sus corazones femeninos.

Esta sensibilidad estética en parte era como un mecanismo
que yo había heredado por la manera en que me habían criado.
Mi padre leía libros de matemática por puro placer. Se extasia-
ba ante la elegancia de ciertos teoremas. Así como otros padres
citaban la Biblia, él además solía recitar el poema modernista
«La canción de amor de J. Alfred Prufrock» de T.S. Eliot, versos como «Vamos, tú y yo, a la hora en que la tarde se extiende
sobre el cielo...». Mamá pintaba al óleo, dibujaba al pastel y
esculpía con metales y piedra. Durante nuestra infancia tocaba
la guitarra y cantaba baladas folk. Incluso hoy en día, cuando
se conmueve al ver beber a un coyote de la fuente de su jardín,
o se entera de que en Guatemala han descubierto una amplia

red de ciudades-Estado mayas, la reacción de mi madre es la de ponerse a escribir poesías, relatos breves o algún texto en prosa lírica.

Mis padres no asistían a la sinagoga y nunca pusieron un pie en una iglesia, pero se inclinaban ante el altar de las artes. Pertenecían al culto de Dostoievski, que afirmaba que la belleza salvaría el mundo. Sin embargo, lo que también aprendí de mi familia fue que la belleza no se limita a lo placentero. El arte puede ser estremecedor o disonante, ofensivo o aleatorio. Distorsiona el paradigma dominante y nos libera de las cadenas de lo convencional. Esta cualidad caótica también se encuentra en la naturaleza creativa de Shakti.

La relación que mantengo con la belleza nunca ha consistido en valorar lo que veía de una manera desapasionada. Es ese un encuentro directo en el que la distinción entre sujeto-objeto se vuelve irrelevante. Y mi conexión con lo bello tampoco se limita a las artes, aunque se evoque mejor a través de ellas. Detenerme unos instantes para oír el arrullo de una paloma mañanera en el caminito de entrada de mi casa me transporta lejos; y olvido que tengo que subir al coche para ir a la oficina de correos como había planeado. Todos mis sentidos se despiertan. Noto el olor que emana el desierto alto reclamando la nieve. El tiempo inspira, y yo me quedo suspendida en el espacio intermedio que hay entre cada inspiración. La belleza exige silencio y quietud, invita a la disolución momentánea de la identidad de uno mismo. ¡Qué alivio!

Forma y libertad

Chiyo-ni nació en Japón en el siglo XVIII, justo tras morir Basho, maestro de esa forma de poesía increíblemente breve llamada *haiku*. El haiku es preciso. Se ajusta a un cómputo silábico exacto: el primer verso tiene cinco sílabas, el segundo tiene siete, y el tercero tiene cinco. En ese continente, las alas del poeta se expanden en todas direcciones, tocan lo ordinario y lo convierten en extraordinario. Hay libertad en la forma.

Así como a las mujeres no se les permitía históricamente ser rabinos o sacerdotes, astrónomos o reyes-filósofos, prácticamente no existen poetisas de haikus en la época de Chiyo-ni. Y, sin embargo, Chiyo-ni desafió la convención de pequeña y empezó a componer poesía a los siete años. Cuando cumplió los 17, sus poesías eran admiradas en todo Japón. Así como Basho fue una influencia importante para Chiyo-ni, la joven no tardó en desarrollar su voz propia. Su poesía posee una fresca simplicidad y una visión sin mácula. Chiyo-ni prestaba una atención tan amorosa al mundo ordinario que no podía resistirse al impulso de revelar sus tesoros ocultos.

Conocí por casualidad su poema más famoso, «La campanilla», en el extático ensayo que escribió D.T. Suzuki sobre él.

¡La campanilla!
Se enredó en el cubo del pozo.
Tengo que ir a por agua.

Tenemos aquí a una mujer tan dispuesta a mantener un encuentro con la belleza que ver la delicada flor anula momentáneamente su capacidad de funcionamiento, nos cuenta Suzuki. La joven recupera el sentido, pero en vez de atreverse a desenredar la planta del cubo, no la toca, y en vez de eso se va al pozo del vecino a completar su tarea. En tres tranquilos versos, Chiyo-ni expresa en toda su amplitud la espiritualidad femenina: halla lo sagrado en lo ordinario, y lo alaba con todo su ser.

Chiyo-ni, que insistió en querer vivir una vida de simplicidad y humildad, goza del reconocimiento de ser uno de los personajes más importantes en la historia de la literatura japonesa. Habló con candor y espíritu jovial de la experiencia de ser mujer. Escribe sobre mujeres que plantan arroz con el pelo desaliñado, renuncian a pintarse los labios para notar bien el agua clara de la fuente y airean sus corazones a la par que sus kimonos.

Siempre he sentido que crecía dentro de unos ciertos límites formales. Fui educada como una niña artística de la contracultura, que ponía el énfasis en la libertad de expresión, y a menudo detectaba que mis dibujos eran objeto de una crítica sutil. Dado el impulso que sentía yo por ser precisa, se consideraba de mí que tenía un gran amor por las reglas. «¿Por qué no pintas por fuera de la línea?», me decía mi madre instándome a aceptar el desafío. Cuando aprendí a tocar la guitarra, me ceñía a los arpegios y a la técnica de tocar sin púa cuando no estaba en clase. Estudié bailes tradicionales y danza clásica del sur de la India deleitándome en la precisión de los movimientos.

A los 16 años, me fui de la casa que compartía con mi maestro y su familia en Mendocino y alquilé una cabaña de una sola habitación en un bosque de secuoyas que pagaba diseñando logos personalizados para tarjetas de visita. Cuando entré en la universidad, me ganaba la vida como ilustradora científica: dibujaba fósiles con sofisticados matices y tiestos decorativos al estilo puntillista.

Pensaba que no lo estaba haciendo bien, que debía improvisar más. *Pensaba que debería bailar como si nadie me estuviera mirando, golpear el tambor con la muñeca bien suelta, cantar chorradas, embadurnar la tela de pinceladas gruesas sin ningún plan previsto;* eso era lo que pensaba yo. Pero con los años, como sucedió en todos los demás aspectos de mi vida, he terminado por aceptar mis tendencias artísticas y a hacerme dueña de ellas. Soy una persona que crece bien dentro de unos límites marcados, como el estricto cómputo de cinco, siete y cinco sílabas del haiku. Compongo haikus mientras duermo y me despierto sintiéndome satisfecha. Memorizo letras de canciones en varios idiomas distintos y me divierto cantándolas con los artistas que las grabaron. Sana y salva dentro de la vasija de la forma, mi alma se despliega y se aventura por la naturaleza salvaje de lo hermoso. Mi adhesión a la estructura no excluye mi creatividad salvaje: le otorga una plataforma desde la que lanzarse.

El estilo de lo femenino consiste en pasar de lo informe a la forma, de la quietud a la expresión, en verter las aguas del vacío en el terreno del ser.

Para profundizar

Crea una obra de arte como ofrenda a lo Divino. Tu obra puede adoptar la forma que quieras: pintura, dibujo, escultura, alfarería, costura, bordado, poesía, prosa, teatro, danza, música, cocina, jardinería… Lo que capte tu atención y comprometa tu creatividad salvaje. Puedes trabajar en eso todo el tiempo que necesites, pero asegúrate de compartirla al menos con otra persona más cuando la hayas terminado.

Diosa de la misericordia,
muéstrame el camino de regreso a casa, al Amor,
matriz de la compasión.

10. El perdón:
el arte de la misericordia

Preliminares

Lo siento. Siento tanto haberte roto el corazón, haber exigido
tanto tu aprobación, haber olvidado poner tu nombre en mi
lista de agradecimientos… Siento haberte ignorado en la
lectura de poemas y no haberme molestado en corregir
la impresión que te di de que no me importabas. Siento no
haber asistido a tu concierto, a tu boda, a tu funeral…
Siento haber hablado demasiado en esa cena que diste. Siento
haber estado tan callada. Siento haberte puesto una nota tan
baja en el examen semestral. Siento haber sido una madre que
ha antepuesto las relaciones con los hombres a las necesidades
de sus hijos. Siento haber sido una de esas madres que se
cierne como un dirigible sobre ti y te asfixia. Siento haber
interpretado tu rechazo como rechazo, en lugar del grito
pidiendo amor que en realidad era.

Te perdono. Te perdono por haber muerto joven. Te
perdono por haber bebido demasiado y actuado como una
imbécil. Te perdono por haber hablado de mí a mis espaldas.
Te perdono por haber atropellado a mi vecina y a su hija,
que habían salido a dar una vuelta. Te perdono por haber

abandonado a tu novia cuando te dijo que estaba embarazada.
Te perdono por haberme acusado de arrogante cuando
solo estaba nerviosa. Te perdono por no haberme visto.

Te perdono por ser ciega a tu propia sombra, por
participar en el racismo, la misoginia y la heteronormativa
institucionalizadas. Te perdono por tus chistes antisemitas y
tus observaciones islamofóbicas. Te perdono por abonarte a
la defensa de las armas de asalto, los arsenales nucleares, los
muros que nos aíslan de la gente de color y separan a los niños
de sus padres. Te perdono por el genocidio contra los indígenas
de este y de otros continentes. Te perdono por el holocausto
que exterminó a mis antepasados como si fueran gusanos. Te
perdono por el comercio de esclavos, por el tráfico sexual,
por tratar los recolectores de basura como si también fueran
basura. Te perdono por priorizar los beneficios por encima de
las personas, la tecnología por encima del aire puro y del agua
limpia, y por dar más importancia a la cabeza que al corazón.

Perdonarte fue lo mejor que me ha pasado en la vida.
Perdonarte dio alas al pájaro de mi corazón para que volara
hacia el universo.

Quan Yin

Es la *bodhisattva* de la compasión, la encarnación de la bondad
amorosa, la personificación de la misericordia. Esa que Escucha
el Llanto del Mundo; Esa que Ve las Heridas del Mundo. Tiene
mil brazos, y un ojo situado en la palma de cada mano. Es
la encarnación de Avalokiteshvara, el Buda de la compasión,
que tuvo la posibilidad de fusionarse con el ilimitado mar del

Nirvana y, en cambio, eligió regresar a la rueda del *samsara* (nacimientos, muertes y renacimientos) adoptando una forma femenina, la de Quan Yin, para consolar y despertar a todos los seres hasta que todos y cada uno de ellos quedara libre de todo sufrimiento.

Dicen que Quan Yin nació mujer y se llamó Miao Shan; y que, como les sucedió a muchas santas legendarias, floreció al verse enfrentada a la persecución. Sus padres querían un niño y hacían todo lo que estaba a su alcance para librarse de ella a la menor ocasión. Mientras tanto, le encomendaban las tareas domésticas más duras. Sin embargo, tanto esfuerzo no solo le impidió a Miao Shan sentirse abatida, sino que llamó la atención de las criaturas del bosque, que aunaron fuerzas para ayudarla. Los ratones enfilabann las agujas para la joven, los conejos le barrían el patio y los ciervos cortaban astillas de madera para alimentar el fuego de la lumbre.

Cuando llegó el momento en que debía casarse, Miao Shan les dijo a sus padres que prefería meterse a monja. Ellos se negaron. Ella insistió. Y finalmente su padre la envió a un convento que él mismo eligió en persona, pero solo tras pactar con la abadesa que Miao Shan tendría que hacerse cargo de las tareas más duras para que se desanimara y abandonara la vida monástica.

Miao Shan ingresó en el hospicio del convento y se le encargó que cuidara de los enfermos infecciosos, de limpiarles las heridas y toda clase de fluidos corporales y preparar sus cadáveres para el entierro. Ese trabajo le cuadraba como ningún otro a Miao Shan. No solo se ocupaba de las necesidades físicas de sus pacientes, sino que además los amaba por el profundo sufrimiento al que se veían sometidos. Cantaba para ellos, y les hacía compañía en silencio. Y al morir, los acompañaba al otro mundo para asegurarse de que estuvieran a salvo.

Cuando su padre descubrió que Miao Shan estaba triunfando en lugar de capitular, como esperaba que haría, ordenó que la ejecutaran. En el momento en que el verdugo levantó el hacha sobre su cabeza, Miao Shan le miró a los ojos y le perdonó por lo que iba a hacer; le aseguró que no cargaría con el *karma* de su acción. Incapaz de llevar a cabo un acto de tanta violencia sobre un ser tan angélico, el verdugo soltó el hacha, y esta se rompió en mil pedazos. Miao Shan salió transportada en una niebla perlada hacia una isla cercana, y allí pasó el resto de su vida sumida en la meditación. Cuando murió, se convirtió en Quan Yin, la encarnación del servicio altruista y la misericordia más dulce.

Pero no te dejes engañar. La humildad de Miao Shan no era obediente; ¡era subversiva! La compasión de Quan Yin no era indulgente; ¡era subversiva! Esas cualidades nos invitan a dejar las armas y a abrir nuestros corazones. Los tiernos atributos de lo femenino no la convierten en un ser débil e incapaz; la glorifican. Nuestra vulnerabilidad es nuestra fuerza. Nuestra capacidad de perdonar es nuestro superpoder.

Reparar las cosas

Las distintas tradiciones sapienciales del planeta destacan que la compasión es la quintaesencia de lo sagrado. La palabra árabe *rahim*, que se encuentra en los versos preliminares del Corán y se repite varias veces al día en la *salat* (oraciones diarias), significa «compasión». *Rahim* también es la palabra que designa al «seno materno». El perdón es la faz misma de lo Femenino Divino. Cada vez que permitimos que la misericordia aparezca en los quiebros de nuestro corazón participamos de la naturaleza divina. Perdonarnos a nosotros mismos es firmar un contrato con la Madre Divina que diga que la reflejarás en tu propia alma. Sin embargo, eso no es tanto una decisión como un permiso; es una gracia.

Las mujeres tenemos tendencia a disculparnos en exceso. No todas, claro. Pero la mayoría nos hemos visto condicionadas a no ocupar el espacio que merecemos en este mundo, a no expresar nuestras opiniones, ni a pedir lo que queremos. Nos vemos obligadas a suplicar que nos perdonen por ser quienes somos, y podemos llegar a usar esta obsesión como una especie de técnica de prioridades, según la cual vale más que nos acusemos a nosotras mismas antes de que puedan acusarnos los demás, y así podremos escapar de la condena. A pesar de que esta costumbre de disculparnos por cualquier tontería nos molesta cuando la vemos reflejada en los demás, nos resulta difícil detectar este comportamiento autodespreciativo en nosotras mismas. Nunca le hablaríamos a un niño al que amamos como nos hablamos a nosotras mismas en plena noche, en esos momentos en que pasamos revista como un disco rayado a nuestras vidas y nos culpamos por los mil errores que hemos cometido. Nunca osaríamos tratar a un desconocido con tanta dureza. ¿Qué pasaría si cultiváramos la ternura en nuestro destrozado ser? ¿Qué revolución estallaría si abrazáramos las enseñanzas de los místicos y practicáramos el valorarnos a nosotras mismas?

¡Qué duda cabe de que la reparación suele ser un ejercicio espiritual crucial! Todas las tradiciones tienen sus propios rituales para realizar un inventario moral, y para pedir y recibir el perdón. Todas ellas nos animan a comprometernos a realizar una acción en concreto que repare todos los daños que provocaron nuestros defectos mientras reconocemos que es probable que volvamos a equivocarnos, y nos ofrecen técnicas de crecimiento para que seamos conscientes de la clase de comportamientos que provocaron que perdiéramos el norte. La vulnerabilidad que genera esta clase de prácticas es, en sí misma, territorio sagrado. Soltamos un poco el apego que sentimos por nuestro yo separado y dejamos el ego indefenso, mientras afirmamos que existe una interdependencia entre todos los seres y descubrimos cuál es nuestro lugar en la condición humana.

Valórate a ti misma

Mi amiga Ondrea Levine es una profeta del perdonarse a sí mismo. Fue la amada compañera del fallecido Stephen Levine, admirado por sus estudios pioneros sobre la muerte consciente; pero no solo eso, Ondrea es una maestra relevante, y por sus propios méritos. Sus enseñanzas resultan tan simples que decepcionan, aunque cortan como el diamante ese odio calcificado que sentimos por nosotras mismas. Ella dice: *Valórate a ti misma.*

A menudo nos embarga una sensación de paz cuando cultivamos la valentía de perdonar. Nos sentimos bendecidas de una manera tangible cuando bendecimos a los demás con misericordia. Sin embargo, puede ser más fácil absolver a quien te hizo daño, señala Ondrea, que perdonarte a ti misma. La mayoría somos mucho más duras con nosotros mismas que con los demás. Antes perdonaríamos a un criminal violento que de pequeño sufrió malos tratos y fue víctima de la negligencia de sus padres que darnos tregua el día que nos hemos despertado de mal humor y nos hemos puesto a gritar a nuestros hijos.

El tema que la mayoría dejamos sin resolver al morir es el del perdón, sigue explicando Ondrea, y sobre todo el perdón de uno mismo. Ondrea me dijo que le encantan las conversaciones íntimas que tiene con quienes están muriendo porque le confían sus más profundos secretos. Son personas que necesitan un ser bondadoso que sea testigo de las cargas que sus almas han tenido que soportar para poder soltarlas antes de morir. Abrir el corazón a Ondrea les ayuda a perdonarse a sí mismas. Pero ese intercambio no va en una sola dirección. Esos momentos tan íntimos que pasó junto a moribundos fueron grandes obsequios de amor, que Ondrea dice que conservará hasta el día de su muerte.

Hace unos años, Ondrea inició un proyecto llamado «La página de las disculpas», que se encuentra en la página web de *Charlas con Levine*. Es este un espacio público en el que la gente puede colgar información de manera anónima, y confesar los pecados que perturban su conciencia y arruinan sus relaciones. «Parece una muy buena idea para inclinar los corazones a compartir y a fundirse en el mar de la compasión», escribieron Stephen y Ondrea al inicio de la página web. «Si te dijeran que estás perdonada por todo lo que has hecho, ¿qué hay en tu corazón que te obliga a rechazar la misericordia por ti mismo? Valorémonos a nosotros mismos».

Las disculpas varían y abarcan desde lo que podría parecer un delito menor como la envidia, hasta traiciones significativas, como cuando uno de los miembros de la pareja admite tener una aventura amorosa con otra persona. «Le pido disculpas a mi madre por pasar los días pensando en cómo suicidarme», escribió una persona. Hay quien, como le sucedió a este individuo, siente remordimientos por actos cometidos años atrás: «Siento mucho que, cuando era adolescente y tenía unos 15 años, un día estaba haciendo de canguro y, al ver que el bebé dormía, lo dejé solo y me fui a bailar. Estuve fuera varias horas». Hay quien reconoce haber hecho daño a sus seres queridos: «Me disculpo a mí misma por reprimir mi feminidad, mis deseos y mis sentimientos. Me disculpo a mí misma por creer que solo merecía la pena como persona si era fuerte, lista y no mostraba mis sentimientos. Me disculpo a mí misma por esforzarme en alcanzar la perfección espiritual y descuidar mi lado humano».

Es como si una brisa suave y fresca corriera en «La página de las disculpas». Es como una gruta segura donde podemos descansar. Ver la manera en que otras personas se flagelan a sí mismas, tal y como hacemos nosotros, puede desencadenar un par de respuestas sanadoras. Nos ayuda a comprender que participamos del dilema universal (que dice que no somos extremadamente especiales y que nuestros defectos no son únicos) y que pertenecemos a la familia humana. Y por la simple razón de nombrar todas esas maneras en que nos hemos equivocado, podemos volver a calibrar nuestros corazones y alinearnos con nuestras intenciones más queridas.

Todo irá bien y todo irá bien

La anacoreta inglesa Juliana de Norwich, que vivió en la Edad Media, nos legó una teología radicalmente optimista. No le causaba ningún problema admitir que todos los seres humanos tienen tendencia a ir por el mal camino. Rompemos nuestras relaciones, deshonramos al Divino, hacemos elecciones desafortunadas e intentamos ocultar nuestros errores. Y, sin embargo, Juliana insiste: «Todo irá bien y todo irá bien, y toda clase de cosas irán bien».

¡Toma ya!

Esta afirmación pretende penetrar en la niebla de nuestra desesperación y despertarnos. Juliana no se limita a decir que «todo irá bien, o que las cosas saldrán bien». Como Dios cuando llamó a los profetas por su nombre, Juliana repite su declaración tres veces, y la más enfática es la tercera: *Todo irá bien, todo irá bien y toda clase de cosas irán bien*. No nos pide que nos comprometamos a una especie de evitación espiritual supeditando todo lo que se despliega en nuestras vidas a la voluntad de Dios, y que encima digamos que es perfecto aunque todo apunte a lo contrario. Juliana se enfrenta directamente a la inevitabilidad de que vamos a errar el tiro. Y aun así, está convencida de que la naturaleza de lo Divino está hecha de una bondad amorosa, y quiere que absorbamos ese concepto con cada fibra de nuestro ser.

En su obra maestra mística *Las revelaciones*, Juliana confiesa que el pecado solía obsesionarla. No podía entender que Dios, que es Todopoderoso, no hubiera eliminado nuestras tendencias negativas cuando hizo el mundo. «Si hubiera dejado el pecado fuera de la creación, a mi entender, todo habría salido bien». Pero lo que Dios-Madre le mostró a Juliana en una visión que tuvo cercana a la muerte fue que, en cualquier caso, todo iría bien. Y no a pesar de nuestras transgresiones, sino a causa de ellas.

Juliana nos aclara un poco la situación. Y al hacerlo, prescinde del concepto de pecado y lo sustituye por el amor. «Creo que el pecado no tiene sustancia alguna –escribe Juliana–, ni una sola partícula de ser». Sin embargo, así como el pecado en sí mismo no tiene un valor existencial, tiene su influencia. Causa dolor; y el dolor es lo que tiene sustancia.

No obstante, la misericordia acude entonces rauda y veloz. Está a nuestra disposición de una manera inmediata. ¡Y es inexorable! Francamente, sería grosero por nuestra parte dudar de que todo va a salir bien (y todo irá bien y toda clase de cosas irán bien). «Cuando él dijo estas palabras amables –escribe Juliana hablando de Dios-Madre–, me mostró que no pretende echarme la culpa a mí, ni en lo más mínimo, y tampoco a nadie. Y digo yo: ¿no sería grosero por mi parte culpar a Dios de mis faltas cuando él no me culpa a mí?». La naturaleza misericordiosa de Dios vuelve obsoleto todo el juego de la culpa. Además, en sus visiones Juliana vio que estamos muy bien protegidos. Estamos destinados a hacer cosas que lamentaremos, tanto si era nuestra intención como si no, pero cada uno de nosotros lleva en sí una chispa del Todopoderoso, y esa chispa jamás podrá extinguirse. De hecho, es cuando tropezamos cuando lo Divino nos mira con mayor ternura. Nuestra vulnerabilidad es hermosa para Dios-Madre.

El sufrimiento es un fuego purificador, una bendición en sí mismo. Juliana predice que, cuando esta vida se acabe, comprenderemos que no hay castigos, sino solo gracia. Ya hemos pagado por nuestras transgresiones con el sufrimiento que hemos soportado como consecuencia de nuestras acciones negativas. De hecho, se nos recompensará en proporción directa a la gravedad de nuestros errores. Y aunque eso parezca contradictorio, ¿por qué un Dios que ama, se pregunta Juliana, tendría que hacernos responsables de algo que ya hemos ofrecido a las llamas del remordimiento? Dios no solo impediría que nuestras almas sufrieran por las acciones de las que ya hemos dado cuenta en esta vida, sino que cada alma es tan valiosa para

Dios que cuando ella nos lleve de vuelta a casa, a sí misma, nos invitará a ocupar el mejor lugar a su mesa.

Para los que no creemos que existe otro mundo perfecto después de este, sino que más bien nos centramos en hacer las cosas bien en la Tierra, esta enseñanza no nos dirá gran cosa. Pero lo que Juliana está diciendo aquí, con una compasión demoledora, es que ahora no podemos saberlo desde nuestra perspectiva limitada y henchida de dolor. Pero también nos dice que al final veremos clara esa verdad que dice que Dios nos adora incondicionalmente y que, cuando llegue el juicio final, «Veremos claramente en Dios todos los secretos que ahora se nos ocultan. Y ninguno de nosotros se sentirá inclinado a decir: "Señor, si las cosas hubieran ido de otra manera, todo habría salido bien". Al contrario, proclamaremos como una sola voz: "Amado Uno, bendito seas, porque es así: todo está bien"».

Nuestra tarea es encarnar estos «reinos celestiales» aquí y ahora, en nuestras relaciones, en nuestras comunidades, en nuestros hermosos corazones que a veces han sido arrastrados por el lodo.

La justicia reparadora

No es sorprendente que muchas de las prácticas sapienciales de los indígenas se hagan eco de los valores femeninos. Las culturas indígenas en general se basan en la tierra, y se honra a la Tierra como si fuera nuestra Madre. Cuando hay violencia o desacuerdos en la esfera colectiva, algunas tribus de Canadá, Estados Unidos, Australia y Nueva Zelanda se reúnen formando un círculo, y los miembros hablan por turnos desde el corazón explicando cómo les afectó el incidente, y dicen lo que creen que podría hacerse para reparar el rasgado tejido de la comunidad. Todo esto es muy femenino: reunirse en un círculo, hablar por turnos para que todas las voces sean escuchadas y valoradas, y primar la sanación sobre el castigo. Se trata de reconstruir las relaciones.

Los beneficios palpables de estos círculos de justicia reparadora de las comunidades indígenas han originado que algunos grupos que no forman parte de esta tradición hayan adoptado estas enseñanzas sapienciales locales. En las aulas y en los tribunales, los métodos para restaurar la justicia se aplican a una amplia gama de faltas, desde pequeños hurtos hasta violaciones, desde ocupar las plazas de aparcamiento destinadas a los discapacitados (para no llegar tarde al entrenamiento de fútbol o por cualquier otra razón), hasta los accidentes mortales provocados por conductores que van ebrios al volante.

Así es como funciona: cuando se comete un delito, todos los afectados se reúnen formando un círculo. Cada uno de ellos tiene entonces la oportunidad de hablar directamente con la persona responsable del delito y expresar el dolor que le provocaron sus acciones. La persona que cometió el delito también tiene la oportunidad de hablar: puede disculparse, expresar su propio dolor y lamentar lo que hizo, y quizá incluso puede proponer un plan concreto para reparar la fractura que le ha hecho a la comunidad. A diferencia del modelo punitivo que siguen la mayoría de los tribunales occidentales, la justicia reparadora repara los daños. Habla a la persona en su totalidad; apela a su alma y la sana. La filosofía subyacente al proceso es que cuando alguien transgrede los derechos de un individuo, está dañando el tejido de todo el círculo.

Una de las experiencias más fuertes que he vivido jamás (y eso que he tenido una vida plagada de experiencias fuertes) fue la de participar en un círculo de justicia reparadora. Estuve allí en calidad de consejera para el duelo de una mujer cuya hija de 16 años había fallecido atropellada por su novio tras una pelea. La pareja se encontraba en el aparcamiento del motel al que habían ido a divertirse.

Cuando el joven entró en la sala donde se celebraba la sesión, con las manos esposadas y grilletes en los pies, no estableció contacto visual con nadie de los allí presentes, incluidos sus propios padres; e incluso tras haberse sentado, no levantó la mirada. Todas y cada una de las personas explicaron cómo habían vivido el suceso mientras él seguía impertérrito. Poco a poco, sin embargo, vi que su lenguaje corporal empezaba a acusar lo que sucedía a su alrededor. Cuando las compañeras de baloncesto de la muchacha tomaron la palabra y se echaron a llorar, dio un respingo. La hermana de su novia, que estaba embarazada, explicó llorando que la chica ya nunca podría convertirse en tía, ni siquiera ser madre. El padrastro de la fallecida dijo que se sentía impotente ante el dolor de su esposa.

Sin embargo, cuando habló la madre, no hubo lágrimas. Esa mujer no lanzó acusaciones ni improperios. Compartió con todos, en voz baja, lo que sentía en su día a día, las noches que pasaba sin poder dormir, los sueños que la torturaban... y todo eso para despertarse y recordar, una y otra vez, que su hermosa y enérgica hija se había ido. Y luego, ante la sorpresa de todos los allí presentes, pasó de hablar de su propio dolor a hablar del dolor del novio de su hija. Reconoció que no solo era ella quien había perdido a una hija, sino que él también había perdido a su novia. Le dijo que rezaba por él, y que le gustaría ir a verlo a la cárcel para saber de él. Esperaba que esa tragedia le inspirara para poder reincorporarse a la comunidad y enseñar a los chicos a postular la no violencia. Y mientras esa madre tan poderosa nos abría su corazón, vi que al joven se le llenaban los ojos de lágrimas. No tardó en echarse a llorar. Y todos le imitamos: la familia de la chica, la familia del chico, el fiscal y el ayudante del fiscal; incluso yo.

Cuando me tocó el turno de hablar, animé al joven a que utilizara su condena como una oportunidad para llevar una vida monástica, para rezar y meditar, leer libros espirituales y comunicarse con sus compañeros de prisión con el mayor respeto y la mayor amabilidad posibles. Me ofrecí a enviarle libros que sentía que le ayudarían en esa especie de búsqueda de una visión que debería hacer desde el desierto de su encarcelamiento: *La noche oscura del alma*, de Juan de la Cruz, *Finding Freedom*, de Jarvis Jay Masters, o *Cuando todo se derrumba: palabras sabias para momentos difíciles*, de Pema Chödrön.

Cuando todos tuvieron la oportunidad de expresar cómo les había afectado ese suceso, un manto de agotamiento colectivo con bordados de tranquilidad se posó sobre el grupo y nos dejó momentáneamente sin voz. El moderador del grupo, con gran habilidad por su parte, nos dejó seguir en ese mutismo asustado durante unos minutos más antes de cerrar el círculo. Y entonces la madre de la chica preguntó si podía abrazar al novio. Los guardias accedieron. Como si estuviéramos en presencia de Nuestra Señora, le abrimos paso a esa madre para que se dirigiera hacia donde la persona responsable de la muerte de su hija se encontraba sentada, y que ahora tenía todo el aspecto de un niño pequeño.

La madre lo tomó en sus brazos y empezó a susurrarle unas palabras al oído sin dejar de acariciarle la cabeza rapada. Los hombros del muchacho temblaban tanto que daban sacudidas. Los dos siguieron abrazados estrechamente, inmóviles, durante un buen rato. Y luego se volvieron a llevar al muchacho a la cárcel. A finales de esa misma semana se dictó el veredicto, que tuvo en cuenta los frutos transformadores de nuestro proceso de justicia reparadora. El tejido de la comunidad se había recompuesto con sumo cuidado, y de manera colectiva. Ninguno de nosotros volvería a ser el mismo.

La reconciliación: personal y comunitaria

A pesar de que podemos entender que albergar resentimientos es como ingerir un cianuro espiritual, no es fácil apartarse del hilo narrativo de nuestras propias heridas; ni debemos hacerlo. El estilo femenino implica permitirnos sentir lo que sentimos, ablandarnos y anhelar la realidad del sufrimiento, respirar con él como una mujer que se abre completamente con las contracciones del parto, y permitirnos volver a nacer partiendo de cero (una y otra vez). Cada vez que ponemos en evidencia lo que es verdad, nuestros corazones se expanden y alargan, y nuestra capacidad de perdonar y ser perdonado aumenta.

Lo que es cierto a menudo se desvela con matices. Todos somos culpables de dar un sesgo inconsciente a las cosas, y a todos nos llega el turno de transmutar el veneno del victimismo en una medicina de reconciliación. He vivido una vida bastante privilegiada, pero estoy decidida a quedarme junto a los marginados. Yo misma he sentido un poco en carne propia el fanatismo. Nací en el seno de una familia judía, y como soy de una generación posterior al holocausto, me criaron con la conciencia visceral de que formar parte de esta minoría étnica en particular entrañaba un cierto riesgo. «Lo importante no era que creyeras en Dios –solía decir mi madre (que, para tu información, no era creyente)–, porque igualmente te ibas directa al horno». Los hornos. Las cámaras de gas. Ese fue el símbolo de la locura de un mundo en que la gente moría sencillamente por ser judía (o negra, mestiza o gay).

Fui una niña *hippy* que nació en la contracultura que defendía el retorno a la tierra; y, como tal, ya de pequeña notaba las miradas acusatorias de la gente del lugar cuando veían a mi familia, que siempre iba descalza, ir a lavar la ropa sucia a la lavandería. Me ponía colorada de vergüenza al ver la consternación pintada en los rostros de los médicos jubilados y sus esposas, vecinos del lujoso edificio de apartamentos de Miami Beach donde vivían nuestros abuelos, las veces que íbamos a visitarlos. No parecíamos normales: no éramos ricos ni, por supuesto, predecibles. No encajábamos.

Sin embargo, de adulta llegué a darme cuenta de que mi piel caucasiana es un legado que me otorga como una especie de pase que mucha gente de color nunca llegará a tener, al menos en el mundo occidental, que en su mayoría es blanco. Pensé que tenía que hacer algo para remediar esta situación, y adopté a dos niñas mestizas; también tengo una hijastra casada con un mexicano de raíces aztecas y unas nietas bilingües. Yo misma hablo español con fluidez, y conecto tanto con la cultura latina que siento como si me hubiera moldeado el alma. Cuando veo un informe policial en el periódico local, a menudo me sorprendo elevando una plegaria al cielo para rogar que los presuntos culpables de los crímenes descritos sean anglosajones en lugar de hispanos o indígenas, porque, de lo contrario, las opiniones sesgadas de mis vecinos sobre el racismo cobrarán más fuerza (pero luego me disculpo rápidamente con Dios por haber pensado mal de los demás).

De todos modos, cuando miro alrededor, veo el color de mi piel reflejado en películas, en libros y anuncios, en los cargos públicos y en la universidad, en las clases de yoga y en los grupos de meditación. Las actividades que me divierten las imparten los blancos, y son para blancos. Los círculos de activismo social y medioambiental en que me muevo o participo consisten sobre todo en personas blancas que dan su testimonio a otras personas blancas. El blanco se da por defecto, y lo mulato o lo negro es «lo otro». Por mucho que alargue el cuello para ver mi propia sombra, esta siempre irá detrás de mí, convenientemente alejada de mi vista. Por muy predispuesta que esté a prestar atención a los impulsos racistas más secretos, noto que están en el aire mismo que respiro.

Acepto inconscientemente que ser blanco es la norma, el rasero por el que todas las personas son juzgadas, y ese constructo es falso. «Una falsificación», como lo llama mi buena amiga la reverenda Kyodo Williams, sacerdotisa afroamericana y activista famosa que ha acuñado el término «*Dharma* radical». La supremacía blanca es una ilusión colectiva que solo existe para asegurarnos que tenemos y conservamos el poder y los privilegios. Y además nos arrebata nuestro derecho por nacimiento de pertenencia, que es la quintaesencia de la sabiduría femenina.

Mi buena amiga la reverenda ángel me ha ayudado en la tarea de reconocer, deshacer y desmantelar el privilegio de ser blanca. No porque por el hecho de ser blanca vaya a ser una mala persona, sino porque la supremacía blanca, aun sin proponérmelo yo, me hace menos humana; y lo que mi buena amiga la reverenda quiere para todos es que nuestra humanidad se desarrolle plenamente. Protestar diciendo que soy la persona menos racista del planeta, o disculparme hasta quedarme sin voz porque, sin querer, he perpetuado el racismo institucionalizado, no contribuye a mi despertar, y no le hace ningún bien a la gente de color.

De hecho, el altruismo es una maniobra de distracción que puede alejarnos de lo que más importa: que conectemos entre los seres humanos. Cuando los blancos con buenas intenciones, que defienden una política progresista y se definen como espirituales, como me sucede a mí, corremos a «arreglar» el problema del racismo y, por lo tanto, a intentar que se haga justicia con esa pobre y desafortunada gente de color, a menudo estamos cosificando de una manera tan inconsciente nuestro privilegio que alienamos todavía más a las personas a las que esperamos «salvar». Este tema es muy sutil y traicionero, y abrir los ojos a la cuestión es desafiar nuestros condicionamientos culturales. Es como si percibiéramos una amenaza implícita e irracional en el hecho de que si vamos contra la marea de privilegios de los blancos, terminaremos por perder nuestros privilegios.

Desde las salas de juntas de las empresas hasta los centros de *Dharma* de Estados Unidos, los que tenemos la piel blanca nos ceñimos al hecho de que somos blancos, y renunciamos a nuestra totalidad. Sin embargo, si comprendemos que estamos a la defensiva y nos mantenemos presentes, veremos con claridad las cadenas que nos atan a eso que la estudiosa del antirracismo Peggy McIntosh llama el «paquete invisible de ventajas que tenemos sin haber hecho nada para ganarlas», y que arrastramos con nosotros, y podremos cortarlas. Cuando nos comprometamos a seguir este proceso en un espacio seguro, por muy doloroso que al principio pueda ser el despertar, podremos, tal como me asegura mi buena amiga la reverenda ángel, «irrumpir en la libertad».

Gracias a mujeres sabias como mi buena amiga la reverenda ángel, que nos propinan, con todo el cariño del mundo, una buena patada en el culo para que reaccionemos, mi viaje hacia la liberación ha empezado.

Luchar contra el imperio con amor

Christena Cleveland es una conocida científica social de la generación milenio que además es teóloga. Transita por el filo de la navaja que separa los privilegios de la marginalidad. Como afroamericana que vive en un mundo dominado por los hombres blancos, Christena desafía a todos los que nos aprovechamos de las estructuras que causan las desigualdades y nos invita a que hagamos el esfuerzo de reconocer y estudiar nuestros privilegios, de hablar de eso con otros privilegiados y de usar nuestro poder para crear un espacio en el que puedan prosperar los que siempre han estado históricamente oprimidos.

Christena también se identifica con los privilegiados. Creció en una familia afroamericana que prosperó socialmente y tenía estudios superiores; por eso nadie dudaba de que Christena se licenciaría en alguna universidad de prestigio y tendría éxito en cualquier proyecto que se propusiera. Como era de esperar, Christena superó las expectativas, cosechó éxitos en los estudios desde una tierna edad y llegó a scr catedrática de una universidad muy bien considerada. Ahora bien, no se durmió en los laureles ni un solo instante. Christena se fue a vivir a un barrio de renta muy baja, entre personas que apenas podían imaginar cómo abandonar el camino de la pobreza. Formó grupos de chicas, para que tuvieran un lugar donde explorar sus experiencias y soñar con otras posibilidades.

Christena dice que la mayor parte de su camino espiritual lo ha hecho en la «sacralidad del perpetuo arrepentimiento», y que esta manera de que el alma dé cuentas de algo tendría que ser una práctica sagrada para todos los privilegiados. Para los marginados es vital comprometerse a realizar ejercicios espirituales que les den esperanza y alegría; sin atontarse para no sentir dolor ni acumular antecedentes, sino más bien integrando el sufrimiento con amor.

Christena me habló de un problema que tuvo, y que terminó resolviendo con buenos resultados, gracias a su intención de cultivar el amor. Al principio de su carrera profesional aceptó un puesto de profesora en una universidad cristiana profundamente conservadora. Entre sus alumnos había un grupo de jóvenes blancos que parecía encontrar un placer indescriptible en desafiarla en horas de clase. Esos chicos creían fervientemente que las mujeres, por derecho divino, no podían enseñar a los hombres, como les habían dicho desde su fe fundamentalista, y siempre le estaban haciendo preguntas para minar su autoridad. «Soy inteligente. Tengo un doctorado. La sociedad en bloque me apoyaría si hiciera una demostración de poder y diera un puñetazo sobre la mesa –admitió Christena–. Pero yo sabía que no se puede derrocar al imperio empleando sus mismas armas, y decidí intentarlo de otra manera». Christena se decidió a practicar a solas y en casa una meditación basada en las enseñanzas hindúes del *namasté*: «La luz que hay en mí honra la luz que hay en ti». Christena adaptó la frase en sánscrito al contexto judeocristiano, porque le resultaba más fácil, visualizó a sus torturadores y repitió: «La imagen de Dios que hay en mí saluda a la imagen de Dios que hay en ti».

En clase, cada vez que uno de los chicos levantaba la mano, Christena hacía una pausa, «disparaba una imaginaria flecha Nerf de amor hacia él», y musitaba su oración antes de responder. En el breve espacio de tiempo que transcurría entre las groseras observaciones de los muchachos y la respuesta verbal de Christena, la atmósfera se distendía un poco. Y al final, sin una causa aparente, esos jóvenes críticos que se habían erigido en su contra no tardaron en perder interés por el juego de poder. De hecho, y casi ya al final del semestre, Christena invitó a todos sus alumnos a celebrar una fiesta de pasteles en su casa, y los cuatro chicos se presentaron. Con la misma inocencia con que los chiquillos ayudan a la abuela en la cocina, se encomendaron la tarea de ser sus más fieles ayudantes. Colaboraron con Christena para reunir todos los utensilios necesarios, mezclar la masa, mantener encendido el fuego que habían hecho al aire libre y servir las golosinas templadas. Esos chicos fueron los últimos en marcharse. Después de ese día, todo cambió.

«El poder del amor ha dado su testimonio –me dijo Christena–. No hay que cambiar la mentalidad de las personas, ni siquiera su conducta. No se trata de que les convenzas de que mereces su respeto. Cuando hay personas que absorben la energía de una comunidad, es porque necesitan sentirse amadas y respetadas». Uno de esos jóvenes, como trabajo de fin de curso, escribió sobre las mujeres que ejercían el ministerio en la Iglesia, y se propuso abrir un debate sobre la conciliación de los dos sexos en su propia iglesia. La generosidad espiritual de Christena, avivada por el fuego de la lucha interior que mantenía en defensa del amor sobre el poder, cambió el panorama de esos chicos, que pasaron de defender los privilegios que habían heredado a practicar la ternura sagrada.

«No podemos ejercer la justicia sin amor», dice Christena.

Mi buena amiga la reverenda ángel Kyodo Williams dice algo parecido: «El amor y la justicia no son cosas distintas. Sin un cambio interior, no puede haber un cambio exterior; y sin un cambio colectivo, ningún cambio importa».

Solo haciendo un trabajo interior podemos tener la esperanza de que nos convertiremos en agentes del cambio en el mundo. Sin embargo, trabajar en nosotros mismos no basta. El amor es el fuego que quema las estructuras que oprimen a las personas y degradan el planeta. La justicia es el ave fénix que surge de esas cenizas.

Herir a las personas hiere a las personas

Mi amiga Lyla June Johnston descubrió el tejido conectivo que existe entre el perdón de uno mismo y la sanación generacional.

Lyla es una activista juvenil, poetisa y artista de *performance*, y además es músico. Lyla, que lleva en su sangre una mezcla diné (navajo), cheyenne y europea de Estados Unidos, tiene impreso en su ADN la posibilidad de la reconciliación. Esta licenciada en Antropología medioambiental por la Universidad de Stanford usa lo que aprendió en la carrera para incentivar a la gente y lograr que se implique en temas como la descolonización y ayude a activar la sanación de la Madre Tierra. Ha aprendido sola a hablar diné, y en este idioma entreteje poesías, plegarias y canciones. Viste el atuendo tradicional indígena siempre que da una charla, y apela a la tradición invocando a sus antepasadas para que la acompañen mientras ella avanza siguiendo la llamada de estos tiempos tan apremiantes. Lyla se ofrece con amor.

Durante casi toda su vida, Lyla se ha identificado más con su herencia indígena que con la blanca. De hecho, a menudo le avergüenza tener sangre caucasiana. Y eso fue así hasta el día en que, viajando por Europa (la tierra de los colonizadores), tuvo una experiencia que la conectó con los espíritus de sus antepasadas europeas. En aquella época, la vida de Lyla estaba pasando por muchos altibajos. Se había roto casi todos los huesos, literalmente, saltando por la ventana del piso más alto de un edificio durante un terremoto que hubo en Chile, y acababa de terminar una relación con alguien a quien amaba mucho. Lyla había aceptado la invitación de ir a Suiza porque pensó que podría darse un respiro y sanar su cuerpo, así como también insuflar a su vida nuevas perspectivas.

Un día que Lyla estaba sentada en un saliente rocoso que daba al valle, notó la presencia de sus abuelas europeas. Sintió su sufrimiento. Miles de mujeres en todo el continente habían sido quemadas vivas acusadas brujería, pensó Lyla; a saber cuántas... Esas mujeres eran curanderas, comadronas, sabias... Su comunidad indígena americana no había sido la única que había sufrido unos malos tratos brutales. Y eso le condujo a otra revelación: el genocidio no sale de la nada. La gente no se despierta un día de buena mañana y se dice: «Vamos a asesinar a todos los que han vivido en estas tierras que ansiamos y nos instalamos allí». Algo debió de pasarles. «La gente que ha sido colonizada coloniza otros pueblos», se dijo Lyla.

Conectar con esas antepasadas europeas que habían vivido oprimidas fue una experiencia que inundó el corazón roto de Lyla y le cambió la perspectiva de las cosas. Comprendió que su pueblo, el indígena, había interiorizado el sufrimiento de la colonización y necesitaba trabajar su sanación de una manera activa para no acabar perpetuando ese ciclo de violencia de una manera inconsciente.

Lyla inició el proceso poniendo como ejemplo su propia vida. Había crecido en un mundo en el que las drogas y el alcohol eran moneda de cambio, y la salida más lógica para ella mientras estudiaba en la universidad había sido dedicarse a traficar para ir sobreviviendo. Vendió drogas a personas que sabía que no podrían controlarlas, incluso a mujeres que sabía que, una vez colocadas, se volverían vulnerables y podrían ser víctimas de maltrato sexual. Lyla terminó por descubrir que tenía que enfrentarse a lo que había hecho y abrirse a un amor incondicional que emana de unas fuerzas invisibles a las que ella llama «ángeles», presencias que le llenaron el corazón y poblaron su mente cuando se rindió y supo reconocer que estaba rota por dentro.

Lyla empezó a analizar las pautas de su comportamiento hasta que se retrotrajo a las heridas de su caótica infancia, una época de descontrolado abuso de sustancias y de unos límites sexuales muy desdibujados. Se daba cuenta de que debía perdonarse a sí misma antes de dedicar su vida a la reconciliación de sus comunidades. Por esa razón, se enfrascó en la ardua labor del trabajo interior apoyándose en el amor de unos defensores invisibles que le daban la fuerza para enfrentarse a sus propios demonios y abrir su corazón a todo aquel que se cruzara en su camino como si fuera de su propia familia. Que lo somos.

Cuando Lyla hubo sanado (sanación que ella atribuye por entero a los dones que ha recibido de los espíritus de todas y cada una de sus antepasadas), se convirtió en una poderosa defensora de la justicia reparadora.

Y si no, pregúntale a una musulmana...

Mona Haydar es una musulmana mitad americana, mitad siria; pacifista, poetisa y reconocida rapera. Lleva bien visible su hiyab (la cabeza cubierta), y se ha comprometido a hablar en nombre de las musulmanas. Por eso Mona es objeto constante del racismo, aunque eso mismo le ha valido tener la oportunidad permanente de recurrir al perdón y a la reconciliación. Y Mona, sin duda alguna, la aprovecha.

Por si fuera poco, Mona es como una hija para mí. Junto con un jeque sufí palestino, yo (que soy judía) cooficié la boda de Mona con Sebastian, que es mitad judío, en la cima de una montaña lejana de Nuevo México. Ese matrimonio es el símbolo viviente de la reconciliación entre los hijos de Abrahán (y de Sara y Hagar), entre un musulmán y una judía, y entre una mujer de color y un blanco. Sebastian se convirtió al islam sin renegar de sus raíces judías. Cuando Mona estaba de parto de su primer hijo, estuve levantada toda la noche atiborrándome de hojas de parra con su madre siria. Al día siguiente, al salir el sol, me senté en silencio cuando el marido de Mona y su suegra desenrollaron las alfombrillas de rezar y, juntos y arrodillados, saludaron al nuevo día pronunciando la *salat* (oración).

Observé sobrecogida (y con cierto orgullo, no lo niego) la manera en que Mona se hacía famosa con la misión que se había propuesto: «Pregúntale a un musulmán». Poco después del nacimiento de su hijo, Sebastian y Mona se mudaron a la Costa Este para vivir más cerca de sus familias. En Nueva Inglaterra, y en pleno invierno, la pareja instaló una mesa a las puertas de la Biblioteca Pública de Cambridge, y desde allí, al aire libre, ofrecía donuts y café a los transeúntes y los invitaba a mantener una conversación con musulmanes reales, personas que ahora representan una rama profundamente malentendida de la familia humana. Uno podía preguntarles de todo, desde «¿Vuestra religión oprime a las mujeres?», hasta «¿Qué os parece que el

Boston Red Sox gane el Campeonato del Mundo?». La pareja respondía a todas las preguntas con paciencia, inteligencia y buen humor.

Un tiempo después, mientras hacía el doctorado en el Seminario Teológico de la Unión (una institución de tradición cristiana), tenía un pequeño en casa y un bebé en camino, Mona consiguió escribir y producir un vídeo musical que ganó un premio y que es un canto al derecho que tiene toda mujer de «anudarse el hiyab» como símbolo de su amor por el Uno. A continuación creó una serie de canciones y de vídeos que fueron muy aclamados y la ayudaron a que el mundo tomara conciencia del veneno del sexismo y la belleza del islam.

El amor es lo que caracteriza el activismo de Mona. No es una sofisticada jerga académica. No es patrioterismo. Ni siquiera consiste en lanzar ataques verbales y mojigatos contra la islamofobia. Es *rahman* (misericordia) y *rahim* (compasión). Es la elocuencia que se hace eco en nosotros, una dulce ternura y un travieso sentido del humor. Mona suele centrarse en otros temas, pero habla sin miedo de la misoginia institucionalizada, y apela a los hombres a que traten a las mujeres como si fueran la puerta de acceso a lo Divino. «El paraíso –dijo el profeta Mahoma– se encuentra a los pies de tu Madre». Mona es, ante todo y sobre todo, musulmana. Su amor por todas las criaturas se desborda de la vasija en la que se halla su relación con Alá.

Para profundizar

Escribe una carta de perdón a alguien que te haya herido,
o te haya dado motivos para desesperarte por el futuro del
planeta y por todos los que lo habitan. No tienes ninguna
necesidad de enviarla (no es necesario). Compártela con
alguien en quien confíes y pídele que actúe de testigo
ofreciéndote su amor pero sin darte consejos. Si te apetece,
puedes preparar un ritual y quemarla, o arrojarla a alguna
fuente de agua. Considera que es posible que con el acto
ritual del perdón estés cortando los lazos kármicos que te
atan y estés allanando el camino para tu propia liberación y la
liberación de todos los seres con quienes entras en contacto.

Enséñame a vivir el duelo.
La noche se derrama de estrellas.
Enséñame a morir.

11. Morir:
la última práctica espiritual

Preliminares

Su cuerpo desaparece, aunque su corazón sigue latiendo, su respiración apenas es audible, inspira y espira, tiene los ojos encendidos, y sigue contando chistes; chistes sobre la muerte en su mayoría. Estar con ella ahora es como caminar por un hermoso planeta nuevo en el que ella es una venerable anciana y tú eres la visita. Es el espacio más reverenciado en el que jamás te hayas encontrado. Alguien que amas está abandonando la vida; y lo que queda de ella es una presencia retorcida de dolor; y no querrías estar en ningún otro lugar. Es un momento tan arrebatado e intenso que sella todas las fisuras de tu propia vida. Con ese morir silencioso, ella nos depara una cascada de bendiciones.

También tenemos el caso del recién nacido que nace y muere casi al mismo tiempo. El rostro de su madre pasa de tener 25 años a tener 105 en el momento exacto en que une su cara a la carita perfecta de su niño muerto y lanza un grito sordo de dolor. Y tú permaneces de pie, como un roble, en medio de la unidad de cuidados intensivos de pediatría ofreciéndole el amparo de tu sombra para protegerla del deslumbrante resplandor de la tragedia.

Hablemos también del caso de tu profesor de piano,
que deja una nota en la que explica que es incapaz de
soportar tanto sufrimiento, que lo ha intentado, con todas
sus fuerzas, pero que el puente lo atrajo como a ese
amante que llevaba tanto tiempo buscando. Reparte besos
en forma de mensajes especiales para las personas más
allegadas de su poderoso y pequeño círculo de apoyo. Tú
nunca le diste por imposible, y él te da las gracias. Pero
él ha decidido terminar con todo. Intentas no imaginar los
pensamientos que tuvo mientras se precipitaba por el vacío
y caía en el río. Te centras en la paz que dejó tras de sí.

Recuerdas el día en que nació el primer hijo de tu
hermana mayor, la bata de hospital que compartísteis (ella
se puso la manga izquierda y tú, la derecha), y tras tres
considerables empujones, la criatura más preciosa que jamás
hubieras podido imaginar se precipitó fuera de ese mar que
era el cuerpo de tu hermana y fue a parar a la orilla de este
mundo, y nada, nada más volvería a ser igual que antes. El
lecho de muerte te produce ahora la misma sensación que
te produjo el lecho del alumbramiento aquel día. Como el
universo que inspira profundamente, recalibra las cosas
y vuelve a espirar una nueva realidad. Como Dios que
penetra en una fisura que se abre solo en circunstancias
parecidas a esta, tú sabes que vale más que estés atenta
si no quieres perderte el aspecto que ella tiene ahora.

El ambiente que rodea a tu amiga moribunda está cargado
de una sustancia parecida. Tu cultura te dice que algo terrible
está sucediendo. Algo trágico. Y en cierta manera, es cierto.
Un ser que ha poblado el horizonte de tus días va menguando
como un cometa que cruza el cielo nocturno y no tardará en
descomponerse en moléculas de recuerdo y quizá algún que
otro mensaje ocasional procedente del otro lado. De momento,

te basta con eso. De momento, participas plenamente de este regalo, de esa respiración que más bien es un estertor, de esa mano parecida al ala de una golondrina que anida en la tuya. Del sonido de tu propia voz cuando entonas una oración indígena que aprendiste de pequeña y en la que nunca habías vuelto a pensar. Hasta ahora. Ahora que entras en el templo del sacro fallecimiento de ese ser amado y te arrodillas.

Sabes que tu propia muerte viene a tu encuentro, antes de lo que pensabas. Vislumbras que se acerca en las profundas arrugas que surcan tu boca y tus ojos, en el rato que tardas en levantarte por la mañana esperando que la espalda deje de dolerte. Sientes que ya no te aferras tanto a tus ambiciones, que los orgasmos ya no son el principal objetivo de hacer el amor, y que es más fácil sentarse junto a un estanque y estar quieto sin hacer nada, salvo seguir con los ojos la trayectoria del vuelo de una libélula.

Envejecer ya no es ese enemigo que te da miedo y que desprecias por lo que vas a encontrar al final del camino. Al contrario, es un caballo en el que vas montado y que camina, en lugar de galopar, por nuevos y extensos valles de la experiencia humana. Estás entrando en la naturaleza salvaje. Y no tienes miedo.

Ser testigo

Me sorprende mucho cuando oigo a adultos contarme que nunca han experimentado la muerte de alguien cercano, salvo las de sus ancianos abuelos. Yo, hasta el momento, he tenido una encarnación plagada de muertes: mi hermano mayor murió de cáncer cuando yo tenía 7 años y él, 10; mi primer novio falleció en un accidente de armas cuando éramos adolescentes; mi padre, cuando yo tenía apenas 30 años y él poco más de 60 (más joven que mi marido en la actualidad); por no hablar de un montón de amigos íntimos y conocidos muy queridos. Sin embargo, la pérdida más demoledora de todas fue la de mi hija Jenny, que tenía 14 años. La muerte de Jenny fue un maremoto que recolocó todo el escenario de mi vida. Ella es la razón de que me haya puesto a escribir este libro, y la razón de que tú lo leas.

Mi amiga Ondrea Levine, a la que conocimos en el capítulo 10, hace compañía a los moribundos y los escucha con amor mientras ellos abren su corazón para quedar libres de toda carga y abandonar la vida. «Soy Mamá Muerte –cuenta Ondrea encogiéndose de hombros de buena fe–. Siempre lo he sido. Para eso vine aquí».

Me veo reflejada en ella. Tras la muerte de mi hija, me hice consejera de duelos, porque lo único que me ayudaba a encontrarle sentido a lo que había pasado era estar plenamente presente para los demás como ellos lo estaban ante la inmensidad de lo que les había sucedido. Muy pronto, mi comunidad empezó a pedirme que acompañara a los moribundos, además de acompañar a los que habían perdido a un ser querido. Al final acepté la invitación de oficiar un par de funerales, y a partir de ahí oficié muchos más. Cada vez que acompaño a alguien que tiene destrozado el corazón, o que me uno a mi comunidad para celebrar la vida de un ser querido, tengo la sensación de estar alineándome con mi estructura interior. Detecto una resonancia geométrica. Es como volver a casa.

No todos tenemos que haber firmado un contrato cósmico como hizo Ondrea, pero parece que yo sí lo hice para poder experimentar la sacralidad de la muerte y del morir, y el poder transformador del dolor y del duelo. Sin embargo, es posible cultivar nuestra intimidad en estos espacios sagrados. Requiere un poco de esfuerzo y valor romper conscientemente con ese velo que la sociedad occidental ha interpuesto entre nosotros y la muerte; porque estamos condicionados a ver la muerte como un error en lugar de como un peregrinaje.

De todos modos, cuando ya nos hemos acercado a la cama de un ser amado que se está muriendo, nos resulta más fácil acercarnos a la del siguiente. Y no tardaremos mucho en sentirnos cómodos enfrentados al misterio del cuerpo que se disuelve y regresa a su fuente. Dada la experiencia que hemos ido acumulando estando junto a los moribundos, las personas del entorno se sienten aliviadas cuando nos ven entrar por la puerta. La falta de miedo que transmitimos da seguridad a los que se sienten aterrorizados, que quizá están intentando pisar una tierra firme que los sostenga cuando el mundo entero parece estar desapareciendo bajo sus pies. Morir rara vez es un proceso ordenado y predecible. Nos necesitamos los unos a los otros.

Sin embargo, no importa a cuántos lechos de moribundo me acerque, porque a veces siento como si fuera a perder el equilibrio ante el escándalo que se monta en torno a la muerte de un ser querido. Los que nos dedicamos a cuidar de los demás sentimos que se activa el detonante que hace que salgan a la superficie las heridas que están por resolver, como la espuma gris que asciende por la cazuela cuando hervimos judías pintas. Los amigos, y los miembros de la familia, sin apenas darse cuenta pero inevitablemente, se pisan (psíquicamente) los unos a los otros. Las personas que, por lo general, son de talante amable, de repente se ponen al mando y empiezan a dar órdenes a diestro y siniestro, sin darse cuenta de que eso puede afectar a los más allegados al moribundo. Otras se muerden la lengua echando humo, porque se sienten privadas de sus derechos e incomprendidas. Y, mientras tanto, la persona que está abandonando este mundo se pone manos a la obra para acometer la tarea más trascendental de su vida.

Se nos anima a que seamos amables con nosotros mismos y con el prójimo cuando demos el paso de ser el sostén de los moribundos y los que han perdido a un ser querido. Eso significa que recordemos que el misterio de la muerte va a actuar como un catalizador de nuestras inseguridades y de las dudas que albergamos sobre nosotros mismos; pero también será ese portal por el que accederemos a algunas de las experiencias más potentes y transformadoras que podemos tener como seres humanos. La práctica del mindfulness nos va a ser de gran ayuda en el país de la muerte. Lo único que tenemos que hacer es ver cómo el miedo y el sufrimiento van aumentando, llamarle a eso por su nombre, sonreír y decirle adiós, quizá incluso sostenerlo en brazos durante un momento y acunarlo hasta que se calme, y luego centrar nuestra atención en la misericordia salvaje de lo que es real.

Cuando llegamos a la casa del moribundo para prestar nuestro testimonio amoroso a la persona a la que le ha llegado el turno de estar encamada, hacemos todo lo necesario. No hay que arreglar nada, porque no hay nada roto. No nos piden explicaciones, porque la única respuesta que sirve ante el misterio de la muerte es el temor y el asombro. Podemos servir un té, enjugar la frente del moribundo con una toallita empapada de agua fría, vaciar el cubo de los vómitos, leerle poesía en voz alta o remezclar su lista de canciones del iTunes, pero lo más importante es que estemos sentadas en silencio y seamos testigo de lo que está sucediendo. Que prestemos nuestro testimonio amoroso.

Yo seré Deméter, y tú serás Perséfone

Todas las madres que conozco que han perdido a un ser querido se identifican con la madre de la mitología griega Deméter, la diosa de la cosecha, cuya hija Perséfone fue raptada por Hades, rey del inframundo. Maldito Hades… Él también raptó a mi hija. Salvo que, a diferencia de Deméter, yo no negocié con él, ni hice un pacto para que me la devolviera. Sin embargo, al igual que Deméter, lo intenté. Los dioses saben que lo intenté. Incluso conseguí viajar hasta el inframundo, y desde mi bote solitario, en el que remaba por las aguas de la muerte, la llamaba a gritos por su nombre. Pero mi voz solo rebotaba en esas oscuras paredes y sonaba como un eco en mi propio cráneo: *Jenny, Jenny, Jenny...* Derrotada y vencida, regresé a casa sin ella.

Es cierto que cuando muere un niño, las cosechas se echan a perder. Lo que antes dábamos por sentado (una cosecha abundante de cereales, un mar de flores, el canto del gorrión y la luz del sol reflejada en el agua) se marchita y palidece. El mundo se vuelve estéril, y sus pobladores se mueren de hambre. Cuando Jenny murió, mi paisaje interior se tiñó de invierno. Y durante esa época de dolor y de pobreza espiritual, mi corazón se recompuso, casi sin que yo me diera cuenta, y mi alma se transformó de manera invisible. No habría llegado a ese proceso alquímico si yo no hubiera emprendido ese viaje de descenso. No me quedaba más remedio que ir hacia abajo. Hasta tocar fondo. Soy madre, y a mi hija se la había llevado el Señor de la Muerte. A los 14 años, a punto ya de convertirse en una mujer, Jenny tuvo un accidente conduciendo mi coche (¡el carro de Hades!), y desapareció (¡por una sima de la tierra!).

En el mito griego, Deméter es la diosa de la fertilidad y Perséfone, su radiante hija, a la que ella adora con cada fibra de su maternal corazón. Un día, mientras Perséfone cogía flores en un campo apartado, Hades irrumpió desde una grieta del terreno y se la llevó con él. En el mismo momento en que la tierra se la tragaba, Perséfone lanzó un grito desgarrador, que su madre oyó como colofón a sus lamentos. Escindida entre el dolor y la rabia, inconsolable, Deméter descuida sus tareas divinas, y la tierra, que en el pasado fuera fértil, entra en desolación. La gente pasa hambrunas, y los dioses viven mortificados. Le ruegan a Deméter que se reponga, que deje marchar a su hija, y que vuelva al trabajo para generar abundancia y plenitud. Pero Deméter no abandona el duelo; no puede, y tampoco debería hacerlo.

Al final, Zeus sella un pacto con Hades para que Perséfone regrese a la vida. Hades accede, no sin antes engañar a Perséfone dándole a probar unas semillas de granada. Es bien sabido que si se comen los frutos del inframundo, uno ya nunca se verá libre de sus garras. Por eso a Perséfone le permiten volver a la tierra de la vida, donde se reúne con su amada madre, pero solo durante la mitad del año. El resto del año tiene que residir en la tierra de la muerte para gobernar como consorte de Hades.

¡No sabes lo que daría yo para que me ofrecieran una combinación como esta!

Las dos Kate

Tengo dos amigas que se llaman Kate, y las dos perdieron a una hija. Las dos Kate son Deméter. Las dos se rebelaron contra su pérdida, se negaron a alimentar la vida y realizaron el peligroso descenso a la tierra de la muerte en busca de sus hijas secuestradas. Una de las dos Kate es la madre de Nina, una compositora de gran talento que viajaba por todo el mundo y fue asesinada a los 29 años mientras daba un paseo por la localidad caribeña donde iba a casarse su hermana. La otra Kate es la madre de Anna-Mirabai, que, como mi Jenny, tenía 14 años y estaba en la flor de la vida cuando la atropelló un conductor discapacitado mientras iba en bici y regresaba a casa del trabajo que tenía en el centro de yoga de su madre. Era el primer día de sus vacaciones de verano.

Nunca olvidaré el momento en que me comunicaron esas dos tragedias. Yo, que ya había logrado de alguna manera soportar lo insoportable, sabía que mis amigas se encontraban en una situación muy delicada. Ignoraba si sobrevivirían o no al descenso a los infiernos. Lo único que podía hacer, como madre-hermana de ese club al que nadie quiere pertenecer, era comprometerme a estar junto a ellas. En mi papel de Deméter sabía que no podía consolar a estas diosas. Al contrario, sabía que cometería errores, que haría comentarios inapropiados e impondría mi propia experiencia en la pantalla que deslumbraba vacía de sus destrozados corazones. Sabía que me pondría a balbucear tonterías cuando debería quedarme callada, y que me olvidaría de llamarlas cuando más lo necesitaran, porque ellas eran incapaces de hacer el gesto de suplicar ayuda. Sin embargo, mi ineptitud no influyó tanto en el proceso; ni mi experiencia como Deméter. Las dos Kate tenían que surcar las aguas de sus propias pérdidas. Lo que en realidad fue relevante fue mi sí. No me aparté de su sufrimiento, sino que fui testigo de él. Esta es nuestra tarea al ser mujeres que caminan por la senda del amor transformador. Protegemos el corazón de las demás con nuestra vida y todos nuestros defectos.

Perséfone asciende luego a su manera, me imagino. Regresa en forma de pasión por la justicia, de un proyecto que sirva a la comunidad o de un proyecto artístico. Nosotras olemos su fragancia en la nieve fundida de marzo y vemos que su rostro atisba desde el cálido jardín con los primeros azahares en flor. Reconocemos su voz en los niños que crecen junto a nosotros hasta que emprenden su camino de vida para luego regresar a casa sosteniendo a sus propios hijos en brazos. Su sabiduría resuena en las elecciones que dan sentido a nuestra vida, en la salvaje compasión que sentimos por los que tienen el corazón roto, en la disposición que mostramos para morar en lo desconocido.

La danza celestial

La lama Tsultrim Allione forma parte de esa ola luminosa que surge del océano del misticismo femenino. Heredera del legado de la famosa yoguini Machig Labdrön, de tradición budista, la lama Tsultrim encarna la sabiduría salvaje de las *dakini*, las «bailarinas celestiales». Estas energías femeninas aparecen en nuestras vidas y trastocan las prácticas complacientes, despiertan nuestra conciencia adormecida y cortan con toda atadura. Una *daikini* nos ayuda a sofocar el ego y a comprometernos de verdad con la realidad tal y como es. La energía *daikini* es la síntesis de lo que está en el meollo de todo y de una apertura inmensa, del compromiso apasionado y de la ecuanimidad.

Como me sucede a mí, y quizá a ti también, la lama Tsultrim holló el camino espiritual desde muy joven. Cuando solo tenía 19 años, su búsqueda la condujo a la India y al Tíbet, donde entró en contacto con la sabiduría que abrazaría durante el resto de su vida. Conocida por enseñar el Chöd (una práctica intensiva que hunde sus raíces en el chamanismo tibetano y en el budismo Mahayana, en la que los practicantes están dispuestos a «alimentar» con sus cuerpos a diversos «invitados», incluidos sus «demonios», como una manera de cultivar una profunda generosidad y cortar con los apegos del ego), la lama Tsultrim ha trabajado con miles de buscadores para ayudarlos a penetrar en el núcleo de sus miedos más profundos y convertirlos en sus aliados. Los demonios no son externos; al contrario, son esas mismas cosas que drenan nuestra vida, como la depresión, la ansiedad y las adicciones. La lama Tsultrim ha practicado y enseñado su camino a través de las distintas pérdidas que ha ido sufriendo en la vida. De hecho, la muerte de su tercer hijo a manos del síndrome de muerte súbita infantil (SIDS) fue la que la orientó hacia la búsqueda de una sabiduría femenina encarnada que entroncara con su tradición.

La lama Tsultrim, que fue una de las primeras mujeres occidentales (y una de las más jóvenes) en profesar votos monásticos en Nepal, logró compaginar eso con un ferviente deseo de poner en práctica el *Dharma* siendo cabeza de familia, y regresó a Occidente cuando todavía no había cumplido los 20 para formar una familia. Tras la muerte de su hijo, Tsultrim regresó a Nepal, y allí descubrió la biografía de Machig Labdrön, una maestra tibetana sin par que vivió en el siglo XI, fundadora de la antigua práctica Vajrayana del Chöd. Siguiendo el liderazgo de Machig, le fue transmitido el Chöd, y al final terminó por dedicarse a enseñarlo. Tsultrim fue la creadora del método al que ella llama «Alimentar a tus demonios».

Descubrir lo que tenía que hacer y ser en esta vida no le evitó a la lama Tsultrim, como por arte de magia, seguir siendo parte de la condición humana. En 2010, el que había sido su amado esposo durante 22 años, David, murió inesperadamente mientras dormía. Quise saber, durante una reciente conversación que mantuve con ella, lo que había representado para esa mujer, como practicante y maestra espiritual desde hacía muchos años, perder a su compañero de vida, su devoto hermano de *Dharma*, su amante.

David murió repentinamente a los 54 años sin haber mostrado ni una sola señal de haber sufrido un trastorno físico antes de su ataque de corazón. David había sido bailarín, un hombre robusto y vigoroso que supervisó muchas de las estructuras de los cimientos de Tara Mandala, la comunidad budista que la lama Tsultrim fundó y dirige en Colorado, y se ocupaba de las muy variadas tareas que implicaba llevar una vida montañesa, a menudo montado a caballo. También era un devoto practicante por derecho propio, y antes de que le sorprendiera la muerte, había logrado alcanzar raros estadios del despertar. Tres días antes de morir, David dijo enigmáticamente a su esposa: «Siento como si mi cuerpo se estuviera disolviendo».

La noche en que David murió, Tsultrim estaba durmiendo sola en el templo, a unos pocos kilómetros de casa, como suele hacer cuando trabaja intensamente en algún proyecto. Al ver que no recibía la llamada acostumbrada de su pareja al día siguiente, se extrañó, porque siempre estaban en contacto aunque estuvieran separados. Tsultrim le pidió a su ayudante Sarah que fuera a su casa a comprobar si todo iba bien, pensando que David quizá habría salido a caballo, o se habría marchado sin telefonearle por un descuido. Sarah no terminaba de ponerse en marcha: intuía que algo malo había sucedido. Cuando al final se fue y llegó a la casa de Tsultrim, Sarah encontró a David tumbado boca abajo. Estaba frío, y no reaccionaba. Corrió al templo a contárselo a la lama Tsultrim, que, de un salto, subió al coche. Mientras se alejaban del templo, y a medida que se acercaban a la casa, Tsultrim pensó que ese trayecto de cinco minutos la estaba llevando a un lugar al que nunca había ido antes, que ese paisaje familiar se transformaría para ella después de haber visto lo que iba a ver, que la vida, tal y como la conocía, había terminado para ella. Cuando encontró a David en la cama, Tsultrim comprendió de inmediato que él ya se había ido: la sangre se había concentrado en la base de su cuerpo, y el *rigor mortis* empezaba a ser palpable. Tsultrim se inclinó sobre él y le besó el frío brazo pensando: «*Nunca volveré a besar este cuerpo*».

Este es el amor que siente una mujer por su hombre. Este es el amor de una querida maestra por su esposo terrenal. El despertar espiritual no nos hace inmunes a la condición humana; más bien es al revés. Nos lleva al seno mismo de la realidad, allí donde estamos de duelo y sentimos rabia, donde nos inclinamos para dar las gracias, donde sentimos dolor y nos rendimos. Como buena bailarina celestial, Tsultrim dejó que su corazón se disolviera en el vasto cielo del dolor.

Sumida en la angustia, Tsultrim volvió su rostro hacia el dolor. Al encontrarse cara a cara con el *samsara* (el ciclo de la muerte y el renacimiento que caracteriza el sufrimiento de la condición humana), la lama se dio cuenta de que podía honrar el voto que había hecho de por vida para liberar a todos los seres sensibles practicando el *tinglen* («enviar y tomar»), inspirando el sufrimiento de todos los seres que estuvieran pasando por el duelo de un ser amado para espirarles la paz y el consuelo. Es una práctica tibetana que Pema Chödrön realiza magistralmente, y es un ejercicio al que yo misma he recurrido varias veces cuando siento un dolor insoportable o una confusión sobrecogedora.

«Al principio no creí que fuera posible sobrellevar tanta tristeza –dijo–. Ya era insoportable de por sí... Me sentía como una olla a presión. Pero los resultados del ejercicio fueron paradójicos y sorprendentes. Sentí alivio, y fue como si mi dolor cediera al abrirme al dolor de los demás. A través de esa práctica, mi corazón tuvo que expandirse más allá de mi oprimido dolor y abrazar el sufrimiento de los demás». La participación de la lama Tsultrim en el misterio del dolor se convirtió en el portal que conectaba la verdad del sufrimiento a la verdad del interser.

Dipa Ma (1911-1989), una maestra budista Vipassana del sudeste de Asia, fue otra mujer que eligió la vida familiar como camino hacia el despertar, y a raíz de esta elección vivió una pérdida desgarradora. En el intervalo de pocos años, Dipa Ma perdió a dos hijos pequeños y a su amado esposo, y luego cayó gravemente enferma. Paralizada casi totalmente por el dolor, se dio cuenta de que si no salía de la cama y se ponía a meditar, moriría. Dipa Ma no empezó su práctica contemplativa como un medio para curarse o trascender su sufrimiento. Al contrario, se volvió una experta en adaptar la práctica del mindfulness a cualquier circunstancia, porque no solo se mostraba plenamente presente en todo momento (por muy doloroso que fuera lo que estuviera viviendo), sino que permanecía ahí.

Dipa Ma era tan experta en considerar que la vida cotidiana era una oportunidad monástica que sus enseñanzas terminaron siendo especialmente relevantes para las cabezas de familia. Dipa Ma guió con gran habilidad a las madres lactantes para que estuvieran completamente presentes durante la lactancia, y a las atareadas contables a hacer sus cálculos a conciencia. Enseñaba con amor y sentido del humor, y también con un rigor inflexible. Dipa Ma fue la silenciosa energía que se ocultaba tras la oleada del movimiento del mindfulness en Estados Unidos. Los maestros actuales de Vipassana americana (meditación de la percepción interior), Sharon Salzberg, Jack Kornfield y Joseph Goldstein, la consideran una de las personas más poderosas y amadas que han ejercido más influencia en ellos.

La sagrada tierra del duelo

El dolor es un viaje individual, y sin reglas que seguir ni leyes que transgredir. Se tarda lo que se tarda (para siempre, en mi caso, y quizá también en el tuyo), por eso de nada sirve que te juzgues, ni a ti ni a los demás, por no «recuperarte» tan deprisa como sería deseable.

La gente a menudo evita mencionar el nombre de nuestro ser amado por miedo a que lo recordemos y nos pongamos tristes. ¡Como si pudiéramos llegar a olvidarlo! ¡Como si por un solo momento hubiéramos dejado de sentirnos tristes! Nuestro sufrimiento va directamente conectado a nuestro amor, y nos negamos a que, por vergüenza, tengamos que renunciar a él. De hecho, cuando somos lo bastante valientes para hablar de nuestro ser querido, sentimos un gran alivio, porque significa que esa persona existió; que fue importante. Por un momento, otro ser nos ayuda a levantar y a cargar con el gran peso de su recuerdo, a volver a traerla desde las sombras íntimas de nuestro propio corazón y recuperarla en la generosa luz de la comunidad.

El camino de la mística femenina nos invita a establecer una conexión directa con el núcleo mismo de nuestro dolor, allí donde podemos aprovechar el poder de nuestra pérdida para crear una intimidad con lo sagrado.

Cuando alguien cercano a nosotros muere, tenemos que ser creativos en nuestra manera de honrarlo. No es obligatorio seguir las costumbre funerarias de la sociedad tal y como se nos exige. Podemos llevar el duelo por nuestros seres queridos siguiendo nuestras propias directrices interiores. Podemos hacer un despliegue de los distintos idiomas sagrados para rezar, o saltarnos todo lo religioso e ir directos a la poesía y a los *blues*. Si no nos hemos casado con ninguna tradición espiritual en particular, podríamos extraer lo más conveniente de todas ellas y tejer un tapiz de rituales que nos arropen y sostengan cuando nuestra alma haya sido lanzada al universo y temamos que nunca más volveremos a encontrar el camino de regreso a casa.

Mi amiga Elaine, una sufí budista y judía, ensayó su muerte. Incluso se hizo un vestido de prueba para el entierro. Yo estuve presente. Elaine decidió que quería que la enterraran de manera sostenible para el medioambiente; hizo sus indagaciones y se decidió por un ataúd de cestería entretejida de sauce, diseñado para albergar un cuerpo vestido con el sudario y permitirle fundirse en la tierra para alimentar el suelo del desierto alto de la montaña de Lama, en Nuevo México, donde había elegido descansar en paz.

Al estar próxima su muerte, los hijos y los nietos de Elaine acudieron desde diversos puntos del país a su casa de Taos. Era un día de noviembre, cálido, algo atípico en la temporada, y el cielo estaba bañado de ese tono raro de la vincapervinca que ha atraído a tantos artistas a Nuevo México. Desembalamos el ataúd, lo pusimos en el jardín y ayudamos a Elaine a subirse a él. Luego, cada uno de nosotros cogió un asa y la levantamos. Caminamos por el patio entonando una versión desafinada de *Swing Low, Sweet Chariot* mientras Elaine se reía de sí misma y de todos nosotros. Cuando dejamos esa obra de cestería en el suelo, Elaine, con semblante serio, nos habló a todos.

«Me gustaría que cada uno de vosotros os arrodillarais junto a mí y me dijerais todo aquello que creéis que me gustaría oír –nos planteó–. ¿Para qué esperar al día de mi funeral para decir cosas bonitas sobre mí?». Y eso fue lo que hicimos, sus hijas, sus nietos y sus amigos íntimos. Uno a uno nos fuimos acercando a su ataúd de cestería, rodeamos con incomodidad las frágiles clavículas de Elaine y le susurramos al oído lo que más amábamos de su persona, y lo que nos llevaríamos de ella, muy dentro de nosotros, cuando se fuera.

Nos daba tiempo a preparar la muerte de Elaine de la manera que queríamos, como una comunidad, y de la manera que quería ella. Elaine murió como había vivido: bañada en la belleza, bendecida por la admiración. Cuando mi hija murió en ese accidente unos años antes, no tuve la oportunidad de prepararme, ni esperanza alguna de poder decirle adiós. Caí de rodillas conmocionada, pero intuí que tenía que hacerme cargo de lo que le había pasado al cuerpo de mi hija si no quería lamentarlo después. Con el apoyo de mi madre y de mi hermana, de mi hija mayor y mi compañero, tomé la decisión de llevarme el cuerpo de Jenny a casa para que todos los que la amaban pudieran venir a despedirse de ella. Sin contar con una experiencia previa que nos guiara, fuimos improvisando y tomando decisiones sobre la marcha. He escrito sobre esta experiencia con más detalle en mi libro autobiográfico *Caravan of No Despair*. ¡Ojalá todos supieran que tienen el derecho y el poder de asumir la tarea de honrar a sus seres queridos a su manera, como hicimos nosotros!

Un grupo de mujeres se reunió en la funeraria para lavar el cuerpo fracturado de mi hija, cantarle y rezar por ella, y para untarla también con aceites esenciales. Luego la envolvieron en su *sarong* preferido de color azul delfín y dejaron al descubierto su rostro para que pudiéramos besarla. La pusimos en la parte trasera de nuestra camioneta *pick-up* y atravesamos el pueblo hasta llegar a la casa donde tan solo un día antes ella se había despertado en su propia cama, viva. Una amiga mía le hizo un ataúd abierto de cedro rojo, y otra trajo una antigua plataforma de madera para poner encima el cuerpo de Jenny, frente a la ventana del salón que se abre al mar del altiplano que hay al oeste.

Durante todo el día y toda la noche nuestra comunidad estuvo reunida, e iba llenando de flores y objetos sagrados el ataúd abierto de Jenny, rodeándola de ramas de enebro y de pino piñonero, de ramitas de salvia y de rosas de tallo largo. Picoteando de todas las tradiciones sapienciales del mundo, entonamos el *kaddish* hebreo, el *dhirk* sufí y el *kirtan* hindú; cantamos espirituales afroamericanos e himnos amerindios de alabanza a la Tierra. Mi amigo, el padre Bill, bendijo su cuerpo y lo encomendó a la luz invocando a Quan Yin y a la Virgen María. Los practicantes de budismo se sentaron en silencio o entonaron *Om mani padme hum*. Los adolescentes lloraron ante el cuerpo de su amiga y luego se encerraron en su dormitorio para hacer lo que hacen los adolescentes cuando honran a sus muertos. La inteligencia colectiva de la comunidad, al final, avivada por el fuego eléctrico de la angustia de una madre, sabía exactamente lo que tenía que hacer. Lloramos a Jenny de una manera muy femenina, sin un plan preconcebido, reaccionando a la sabiduría salvaje del momento.

En un momento dado, una de las madres, que se había traído a la hija para presentar sus respetos, observó alicaída la casa y el gentío que rezaba en distintos idiomas, comía y charlaba junto al mostrador de la cocina, y que incluso reía y criticaba en corrillos, y cogiendo a su hija de la mano, dijo:

—Salgamos de aquí. Estas personas son vampiros energéticos.

Aun en mi estado de conmoción, comprendí lo que ella intentaba decir. Esa mujer pensaba que las personas que se habían reunido en casa, de alguna manera, se alimentaban de la energía de la tragedia, que se sentían más importantes por formar parte de todo eso. Pero lo que yo viví fue que mi comunidad había venido volando para apoyarme cuando yo era incapaz de sostenerme sola. Cada una de esas plegarias era un boya en la que podía descansar sumergida como estaba en el peligroso mar de mi desesperación. Las palabras de esa mujer me hicieron plantear si no me estaría equivocando y estaría celebrando mal el funeral de mi niña.

Mirad, amigas: no hay maneras equivocadas de expresar el duelo. Y eso lo sé ahora. Y tampoco hay maneras correctas de hacerlo. Los momentos posteriores al accidente de Jenny estaba tan destrozada y me sentía tan vulnerable que era incapaz de juzgar a nadie con dureza. Nadie me había dado un mapa para orientarme en esa naturaleza salvaje a la que me había visto exiliada de un modo tan repentino. Tambaleándome y haciendo todo lo posible por honrar a mi hija, apenas era capaz de recordar el modo en que uno debe respirar. Pero perseveré, y recurrí a todas las enseñanzas sagradas que me dio cada una de las tradiciones espirituales que he conocido. Estaba decidida a dotar el viaje de Jenny de bendiciones, y muy agradecida a todos los amigos y los vecinos que habían venido a casa para equivocarse conmigo en este horrendo y sagrado misterio.

Bailando con los muertos

En México, donde he pasado la mayor parte de mi vida, la muerte no se considera un acontecimiento duro y casi vergonzoso, como sucede en Estados Unidos y en las restantes culturas de la Europa occidental. El Día de los Muertos, que es una fusión de antiguos rituales religiosos mesoamericanos con el catolicismo romano, es el ejemplo perfecto de cómo se puede ser amigo de la muerte.

Antes de la conquista española, el pueblo azteca honraba a sus antepasados en verano y dedicaba rituales a la diosa Mictecacihuatl, la Señora de los Muertos. Cuando los colonizadores introdujeron la cultura cristiana en lo que ahora llamamos México, estas antiguas prácticas se metamorfosearon, entraron a formar parte del calendario litúrgico y se mezclaron con el Día de Todos los Santos y el Día de Difuntos. Esta tradición mestiza híbrida dedica el 1 de noviembre a los niños que murieron, y se conoce con el nombre de Día de los Angelitos, y el 2 de noviembre lo reserva para rendir homenaje a todos los seres queridos que ya partieron.

Viendo lo preocupante que resulta la apropiación cultural de las tradiciones indígenas por parte de gente blanca llena de buenas intenciones, te recomiendo que presencies este potente ritual con sumo cuidado y respeto, si es que no forma parte ya de tu camino ancestral. Para los angloamericanos que eligen cruzar estas puertas con los ojos abiertos y un corazón humilde, el Día de los Muertos cubre un gran terreno espiritual. Honra a los antepasados, da sostén a las almas de nuestros seres queridos en su viaje por la tierra de la muerte hasta llegar al espacio sublime en el que esperamos que moren y convierte a la muerte en una parte natural del ciclo de la vida.

En muchas zonas de América Latina y del sudoeste de América, las festividades tradicionales se están alejando del panorama desalentador y convencional para adoptar un aire más jovial. Los niños decoran calaveritas de azúcar. Las familias erigen altares con fotografías, objetos extravagantes que los difuntos amaron en vida, como un cromo de béisbol que les daba suerte o una taza comprada en un viaje, y les ofrecen mantequilla de cacahuete o cerveza. Hacen sonar campanas y gongs y dejan un rastro de margaritas para que los muertos, desde el otro mundo, sepan encontrar el camino y regresar luego.

La ceremonia sirve para integrar las pérdidas en las células de nuestro cuerpo y ayudar a recomponer el tejido de la comunidad. Reconoce el amplio espectro que recorre nuestra experiencia de la muerte, desde el dolor hasta la ternura, desde el temor silencioso hasta la liberación salvaje.

Así como el Día de los Muertos puede aligerar el corazón de los dolientes, algunas tradiciones de otras culturas pueden ayudarnos a traspasar el umbral de la muerte. *El libro tibetano de los muertos*, por ejemplo, es un antiguo texto sagrado que debía susurrarse al oído de la persona que estaba muriendo y después leerlo en voz alta. Este texto anima al moribundo a reconocer que todas las imágenes, pensamientos y emociones difíciles o aterradoras que puedan surgir durante el proceso de su muerte son proyecciones de la mente de la persona, y que no son auténticas en última instancia. Este texto está diseñado para dotar a la persona de la claridad y la energía que necesita para moverse sin trabas entre los bardos (los reinos transitorios que hay entre la vida, la muerte y el renacimiento) y acudir directa a la luz. A pesar de que el ejercicio resulta más potente si se hace durante las primeras 72 horas del fallecimiento del difunto, el efecto persiste, aunque de una manera distinta, durante, como mínimo, 49 días.

En el judaísmo, la práctica de observar la *shivá* ayuda a los íntimos del fallecido a centrarse plenamente en el duelo del ser amado y, con ello, a metabolizar el trauma de la pérdida. Los dolientes se sientan en unos cojines que ponen en el suelo durante los primeros siete días que siguen a una pérdida significativa como si fuera el reflejo físico del bajón que les ha provocado el sufrimiento. Para simbolizar el desgarro que nos ha causado la pérdida, rasgamos una prenda de ropa que no nos quitamos en toda la semana. Cubrimos los espejos con telas para que las apariencias externas no nos distraigan y podamos centrar nuestra atención en los reinos interiores de la contemplación.

Los miembros de la comunidad se reúnen para ofrecer sus condolencias y entonar juntos el cántico diario de la *kaddish* (la oración judía de difuntos). Llevan comida a la familia para que las personas más cercanas al fallecido no tengan que distraerse con responsabilidades mundanas y puedan entregarse a la experiencia de conocer un mundo en el que ya no va a vivir su amado padre o su amada madre, su esposo o su hijo. Este ritual ayuda a los que sufren a poner al día la frase habitual que se dice a los que están de duelo: «Que su recuerdo sea una bendición para ti».

Cuando nos involucramos en prácticas espirituales que proceden de culturas distintas a la nuestra, lo mejor es hacerlo con plena consciencia y respeto para que no nos escoremos por la línea del amor universal y entremos en el territorio de la apropiación cultural. De todos modos, creo que las grandes tradiciones sapienciales del mundo pueden cuidar de todos los seres, y que cuando compartimos eso con cariño y gratitud, nos damos sostén y nos convertimos en un instrumento que sabe cuidar del mundo. Cuando alguien que amamos muere, necesitamos toda la ayuda necesaria para sobrevivir al trauma y penetrar en tierra de lo sagrado.

Mensajes del otro lado

Si abrimos nuestros corazones y mentes a la presencia de esos
seres queridos nuestros que han muerto, los veremos por todas partes: en el modo en que la luz acaricia las lomas de las
montañas orientales mientras se pone el sol por el oeste, que
nos recuerda el embeleso que expresaba el rostro de nuestro
mejor amigo cuando accedió a emprender la travesía del morir;
en el sonido de la risa de una nieta, tan parecida a la de nuestra
hermana, su tía abuela Rosario; en la llegada de una bandada
de gorriones que se posa en el césped en el mismo momento
en que estamos echando tanto de menos a nuestro marido que
incluso nos cuesta respirar.

En otro tiempo creía que para contactar con los seres amados que han fallecido tenían que darse ciertas circunstancias
que demostraran que la visita era fiable. Visiones, voces, sueños nítidos con mensajes incisivos, despedidas afectuosas…
Pero la intimidad con la muerte ha ampliado estos márgenes
en mi caso, y ahora siento la presencia de mis seres amados en
una amplia galaxia de espacios.

Cuando Elaine murió esperaba que tendría sueños, que sen-
tiría que estaba sentada junto a mí por la mañana, mientras
tomaba el café como a ella le gustaba, con la taza de alfarería
púrpura que su hija sacó del lavavajillas y me regaló al día siguiente de que ella muriera. Pero no sucedió nada de todo eso.
«¿Cómo es posible que alguien con tanta vida se haya ido así?»,
se lamentaba Ganga Das. El panorama de nuestras vidas incluía

la presencia de Elaine, y ahora ninguno de los dos tenía acceso a ella. Unos meses después, un día en que caminábamos por un sendero que habíamos recorrido docenas de veces con Elaine a lo largo de los años, Ganga Das vio un arbusto de artemisa y dijo: «Vaya... Alguien debe de haber perdido un pendiente». Yo había pasado de largo, porque iba delante de él, pero algo me obligó a retroceder e ir a echar un vistazo. *Glups.* Suspendido del centro del arbusto, justo enfrente de mis ojos, vi un pendiente que reconocí: era mío. Elaine me había hecho un par de pendientes unos años antes, mis favoritos. Había montado un pequeño negocio de joyería que le iba muy bien desde hacía años. Se llamaba Gypsy Moon. Elaine diseñaba elaboradas piezas con cuentas de cristal y piedras semipreciosas. Justo después de su muerte perdí uno de esos pendientes, y me quedé desolada, porque ya no podía pedirle a mi amiga que me hiciera uno nuevo. Ese par debió de ser singular para Elaine, porque lo hizo en tonos marrón y gris suaves (unas tonalidades poco habituales en Elaine, que siempre iba con púrpuras y turquesas encendidos, y cuando me veía a mí vestida con ropa de tonos terrosos, invariablemente me soltaba: «¿Y tú qué? ¿Crees que esto es un color?»). Solté un grito de alegría y me abracé a Ganga Das como nunca. Nuestra amiga había lanzado una querida bomba de amor sobre nosotros, y nos había dado de pleno.

Un par de semanas antes de marcharse de este mundo, Loretta, una pediatra muy admirada en nuestra comunidad, me dijo:

«Oye, Mirabai, ¿qué tal si voy a verte cuando muera?». Yo estaba junto a su cama. Loretta tenía un cáncer de ovarios y estaba en las últimas. Su voz era clara, como la de una niña a quien se le acaba de ocurrir una idea fantástica.

Loretta tenía un talento secreto: la visitaban almas de personas que habían fallecido. El mensaje primordial en todos y cada uno de estos encuentros era el amor. Cada visita que recibía le dejaba muy claro que era muy importante que viviéramos nuestra vida con gratitud y tendiendo la mano a todos (tanto a lo extraños como a los íntimos) con amabilidad.

«Eso me gustaría –dije–. Intentaré estar muy abierta para reconocerte».

Ese mismo día, Loretta le pidió a su mujer Melissa que fuera a traerle algo del armario. Melissa sonrió con complicidad y volvió con una chaqueta tejana que una de las sobrinas preferidas de Loretta había adornado para ella hacía unos años. Una imagen de Nuestra Señora de Guadalupe hecha con lentejuelas verde, rojo y amarillo le cubría toda la espalda. Un parche de Wonder Woman iba cosido en uno de los bolsillos delanteros y en el otro, un Smokey Bear. De una manga a otra, y bajando por una serpiente por el cuello, iba bordada la letra de una de las canciones de los Beatles que a mí más me gusta, una que dice que el amor que nos llevamos al final es el mismo que el amor que brindamos a lo largo de la vida. Acababa de colgar esa cita en mi página de Facebook hacía tan solo unos días.

Cuando Loretta murió, empecé a ponerme la chaqueta en recuerdo suyo. Un día antes de su funeral (que tuve el honor de oficiar), me puse la chaqueta para ir a comprar al mercado. Y no fue una, ni una docena, sino más de 20 personas, casi todas ellas desconocidas, quienes me pararon para hacerme comentarios. No me decían tan solo: «¡Qué chaqueta más chula!», para pasar luego de largo. Se paraban y me tocaban para que me diera la vuelta. Una joven incluso me esperó fuera de la tienda porque una pareja había salido hablando de la chaqueta y quería verla con sus propios ojos.

«¿Puedo hacerte una foto?», me preguntó, y yo le dije que sí. Luego me abrazó como si hubiera reparado algún quebranto en su propia alma.

Sin duda alguna, Loretta estaba conmigo. Lo vi en la expresión franca de cada uno de esos rostros. Esas personas no eran unas extrañas, aunque yo no las conociera de nada. Irradiaban un amor incondicional, tal como lo irradiaba Loretta. Ese era el pequeño canal de amor por el que Loretta se había abierto paso en medio del mercado.

Volcar tu corazón hacia fuera

Cuando la muerte toca nuestras vidas, transforma nuestro paisaje interior. Nada vuelve a ser igual después de que alguien a quien amamos abandona este mundo. Tanto si exhaló su último aliento a los 100 años como si nunca tuvo la oportunidad de respirar al nacer, los seres queridos que se nos mueren parecen ser los que más nos enseñan sobre el hecho de estar vivos. Y, sin embargo, nuestra cultura consumista está tan atareada buscando distracciones insulsas para nosotros que a la mayoría se nos da muy mal volcar la atención hacia nuestro propio sufrimiento y descansar en la oscuridad donde yacen los tesoros.

Selah. Es la misteriosa palabra que se usa una y otra vez en los salmos y que significa pausa sagrada, un respiro en el flujo de la plegaria que nos permite sumirnos en la sabiduría que imparte. *Selah*. Detente y escucha. «Clamé al Señor, y Él me respondió desde su monte santo. *Selah*» (Salmo 3:4).

Mi amiga y colega Joanne Cacciatore (famosa entre los que viven un duelo y que han puesto en las manos de la «Dra. Jo» sus corazones rotos) entiende el poder de hacer una pausa para demorarse en el territorio sagrado del dolor. Como especialista en pérdidas traumáticas, la doctora Jo también es una practicante Zen defensora de una salud mental «verde» como tratamiento para los que están sufriendo un dolor traumático. Enseña a las personas una serie de técnicas basadas en el mindfulness y recurre a los regalos que nos ofrece el mundo natural para ayudarnos a sortear el misterio que representa un corazón roto. Aunque conocí a la doctora Jo cuando me presenté a uno de sus congresos para familias con niños fallecidos, fue ella quien terminó cuidando de mi corazón roto, que años después de la muerte de mi hija sigue dándome punzadas de dolor. La doctora Jo comprende que siempre me dolerá, y que este dolor es sagrado. Ella también es una madre que sufrió una pérdida y se dedicó a ser testigo amoroso de centenares de familias que han sufrido una pérdida parecida.

Lo que ha descubierto la doctora Jo acompañando a las personas en su descenso más oscuro es que los seres humanos tenemos una profunda necesidad de estar presentes en nuestra pérdida en lugar de apartarnos de ella. Contar con un círculo de apoyo en este proceso es algo muy valioso. Cuando nos sentimos sostenidos en la realidad de nuestro dolor, cada vez somos más capaces de volcar nuestro corazón hacia fuera y abrazar el dolor de los demás.

La doctora Jo ha creado una «granja protectora» a las afueras de Sedona, en Arizona, y la ha llamado Casa Selah en honor al profundo respiro que este espacio procura a las almas. En Casa Selah, los que han sufrido una pérdida traumática pueden refugiarse y convivir con su experiencia sin que nadie intente medicarlos o expulsarlos del terreno tierno y transformador de sus corazones rotos. La doctora Jo ha reunido una familia de animales en su granja protectora que, sin excepción alguna, han sufrido malos tratos o han sido víctimas de la negligencia. Cuando los condolientes vienen a la granja, encuentran solaz y conectan con estas criaturas rescatadas. Les dan de comer y las cuidan, se las llevan de paseo, o se sientan a llorar a su lado.

«Cuando vemos el sufrimiento de los demás, nos sentimos conectados a una matriz que es a la vez terrible y segura», dice la doctora Jo. Es el momento en que los corazones se ablandan y se vuelven hacia fuera. Si seguimos nuestro impulso de querer ser útiles a otros seres que sufren, nuestro propio dolor puede ser redentor. «Cuando empieces a sentirte mejor, no te vayas. Quédate a ayudar a otro». Al cuidar de animales que fueron rescatados volvemos a ocupar nuestro lugar en la red de la vida entera.

Como ejemplo modélico de lo que es una mística, la doctora Jo tiende un puente entre lo que significa reaccionar con compasión ante el sufrimiento de los demás y crear paz en la Tierra. «No podemos apresurarnos para encontrarle sentido –dice–. Tenemos que quedarnos en medio de la hoguera, en el centro de nuestro dolor, todo el tiempo que haga falta para que se transforme. Es alquimia. Ahí es donde surge la fiera compasión». Desde este lugar de dolor transmutado, lo único que podemos hacer es actuar como una fuerza amorosa de sanación en el mundo; y eso empieza por decir sí a la terrible bendición de la muerte.

En consecuencia

De los antiguos mayas al budismo Vajrayana, del cristianismo celta a la mitología griega, muchas de las grandes tradiciones espirituales defienden que cuando morimos tenemos que sortear los desafíos que nos impone un terreno liminal para encaminarnos a la paz eterna. Me sorprende, porque considero que eso es un paradigma masculino que sigue un modelo marcial. Representa que el alma es un guerrero de luz que batalla contra las fuerzas de la oscuridad. Si gana el difunto, consigue un billete para ir a la morada celestial. Si pierde, se le destina a un reino de sufrimientos o, cuando menos, se pierde en un mundo ilusorio.

El estilo de lo femenino es reposar en los brazos de lo desconocido. La muerte es el misterio último, plagado de temor, ponderado por la perturbación, redimido por las promesas de un descanso profundo y una visión auténtica. Lo que sabemos en verdad es que no sabemos nada. Y saber no es necesario. Cerrar un trato con los dioses no es obligatorio. Lo que podemos hacer es esperar *lo que es* con ternura y curiosidad.

Quizá eso signifique aceptar el sufrimiento (el propio o el dolor de un ser querido que está muriendo) y abrirnos cada vez más a la verdad de la impermanencia y a la primacía del amor. Así como el cuerpo de la madre se desata para traer a un nuevo ser humano a un mundo que lo está esperando, nuestros cuerpos pierden el control cuando liberamos nuestra alma entregándola al misterio de lo que mi amigo Ram Dass llama «Tierra del Alma». En español decimos «dar a luz». Morir es devolver la luz a lo Divino. Las enseñanzas sapienciales judías dicen que cuando nos rendimos al misterio sagrado del morir, se convierte en algo tan ligero como el pelo que quitamos del tazón de leche en el que ha caído.

Todo aquel que haya tenido el privilegio de estar con alguien en el momento de su muerte (o justo después) sabe lo transformador que puede resultar ser testigo de un momento tan exaltado y primigenio como este. Es fácil olvidar que nuestra propia muerte puede ser una oportunidad para despertar. Si aceptamos que somos algo más que puro cuerpo, lo que queda más allá de la forma física se embarca en la aventura espiritual más vital. Al asomarse al viaje con el corazón abierto y la conciencia anclada en la liberación, nuestra muerte puede convertirse en lo que los sufíes llaman nuestra «noche de bodas con el Amado». Una bienvenida a casa. Una celebración.

Que podamos regresar con alegría.

PARA PROFUNDIZAR

Escribe dos cartas: una escrita por ti dirigida a un ser querido que haya muerto en la que le cuentes todo lo que no tuviste la oportunidad de decirle, y otra dirigida a ti, como si la hubiera escrito un ser querido que ya ha fallecido, y en la que se cuente todo lo que anhelas oír. (Para ayudarte a comenzar, consulta «Guía para la práctica de la escritura» que encontrarás en la página 325).

Su presencia: una luz.
Sus enseñanzas: el refugio.
Su familia: la tuya.

12. Buscar refugio: maestras, enseñanzas y familia del alma

Preliminares

Sigue las huellas del Amado por cualquier paisaje espiritual imaginado. Sentirás el mismo aroma antiguo y especiado del amor en el judaísmo que el que percibiste en el islam. Tu atracción por la exuberante sensualidad del hinduismo de ninguna manera excluye la forma en que te amparas en la pureza intelectual del budismo. Contemplar el *Tao Te Ching* refuerza lo que los ancianos hopi ya te habían enseñado: que la Tierra está viva, que ella es tu Madre, y que es el amor de tu vida.

Las autoridades religiosas institucionalizadas no recomiendan esta clase de devaneos; dirán de ti que eres un alma perdida. Si yaces con el Amado de tantas maneras distintas, los puristas te llamarán furcia. Y los que tienen la mente más abierta es posible que todavía te acusen de querer recoger agua en pozos poco profundos. Como si fueras tonta. Pero no eres tonta, no. Estás enamorada, y usarás todos los medios que estén a tu alcance para alcanzar las aguas vivas del amor puro, que es inevitable que hayas visto surgir burbujeantes de los altares de todos los espacios sagrados en los que has entrado, incluidos (y quizá por eso especialmente) los espacios salvajes de esta tierra.

Abrazas a tu Amado al expresar la amistad que te une solo a Jesús, o a Jesús y al Buda. Caminas por uno, por tres o por once caminos espirituales distintos, y todos te llevan a casa, al Amor del Uno. Quizá dices «No, gracias» a las religiones organizadas y, en lugar de eso, cultivas una relación directa con el Amado en el templo de tu propio corazón. Los que crean en una verdad singular te aconsejarán en contra de tanta multiplicidad, y te recomendarán que elijas una tradición única y «profundices» en ella; como si tu tendencia espiritual y poliamorosa te convirtiera en una diletante. Te juzgarán mal y dirán que tu práctica es superficial y que careces de disciplina, en lugar de reconocer que sigues una práctica espiritual rigurosa que transfigura el alma, te abre el corazón y resulta alucinante.

En realidad, te importa un bledo lo que piensen. No quieres perderte ni una sola oportunidad para reunirte con tu Amado, hacerle una reverencia, levantarte y buscar amparo.

Encontrar refugio

El mundo arde, y si tenemos alguna esperanza de gestionar las llamas, hay que encontrar la manera de ponernos al día con nosotros mismos y con los demás.

He empezado a contemplar las enseñanzas budistas sobre el amparo bajo el prisma de lo femenino, y la coherencia que veo es brutal. En el budismo, encontrar refugio es un voto, pero también un tesoro conocido como la triple gema o las tres joyas. Se nos invita a que nos refugiemos en el Buda, en

el *Dharma* y en el *Sangha*. Tradicionalmente, ampararse en el
Buda significaba contemplar la vida del personaje histórico
Siddharta Gautama, que se convirtió en «Buda» (el que estaba
despierto) como ejemplo modélico para vivir una vida despiertos. Ampararse en el *Dharma* implica que en el cuerpo de
enseñanzas que el Buda nos legó se halla el medio de encontrar
las herramientas prácticas que necesitamos para vivir una vida
despiertos. Finalmente, el *Sangha* es la comunidad de practicantes que te acompaña en tu camino al despertar.

Cambiemos de objetivo por un momento, y pasemos del
enfoque budista en general a otra perspectiva más universal, y
luego concentrémonos en una versión explícitamente femenina
de la triple joya. La percepción interior esencial que radica en
el núcleo mismo del concepto del amparo en el Buda es que
el hombre que se llamaba Siddharta Gautama nos mostró el
aspecto que tenía el despertar auténtico, ¿no es así? Como resultado, despertar en principio significa vivir con compasión y
sabiduría, basarnos en la idea de que estamos interconectados
con todos los seres, reconocer la verdad del sufrimiento y dedicarnos a aliviarlo cada vez que lo encontremos. El despertar
es nuestro derecho de nacimiento. El Buda nunca quiso que le
diéramos a él nuestro poder. «Sed lámparas para vosotros mismos», fueron sus últimas palabras. Sin embargo, hay muchas
clases de modelos, de faros y de hogueras a nuestra disposición
en torno a los cuales podemos reunirnos, descansar, alimentar-
nos y despertar.

Buda mujer

¿Cómo nos sentiríamos si nos refugiáramos en una versión femenina de la Realidad Última? ¿Y si encontráramos nuestros arquetipos del despertar entre todas las maestras, famosas y no tan famosas, que han ido surgiendo en todas las tradiciones espirituales a lo largo de los tiempos? Así como Siddharta vivió una vida ejemplar de servicio, enseñando y orando, un dechado de voluntaria simplicidad, también fue un hombre, libre de hacer todas esas otras cosas que las mujeres no podían hacer. Abandonó a su esposa y a su hijo, por ejemplo, para convertirse en un asceta. Jesús también defendía que sus seguidores lo abandonaran todo, y abandonaran además a las personas que amaban para seguirlo: «Si alguno viene a mí y no pospone a su padre y a su madre, a su mujer y a sus hijos, a sus hermanos y a sus hermanas, e incluso a sí mismo, no puede ser discípulo mío» (Lucas 14:26).

Para una mujer no es tan sencillo (y estoy segura de que tampoco lo debió de ser para Siddharta ni para Jesús, aunque, de todos modos, hay diferencias). Es cierto que podemos elegir abandonar a nuestros hijos (y muchas mujeres lo han hecho), pero es como si por el hecho de haber tomado una decisión que algunos hombres también tomaron, nosotras tuviéramos que pagar un precio más alto. Muchas de las místicas que hemos analizado en este libro eligieron ser peregrinas antes que esposas, y tuvieron que luchar contra una marea gigantesca para hacer frente a las expectativas de la sociedad y dedicar sus vidas a la oración. A veces, la única opción que tuvieron de poder abrazar una vida espiritual fue la de convertirse en monja, aun cuando por su experiencia interior y su temperamento no fueran aptas para la vida monástica. Muchas de ellas, como la poetisa bajtí Mirabai y la extática sufí Rabia, se embarcaron en una búsqueda espiritual sin el apoyo ni las limitaciones de las instituciones religiosas predominantes, y lo hicieron pagándolo muy caro. Al ser independientes de unas instituciones que pudieran darles su sostén, se entregaron a una especie de caída libre, que implicaba tanto el éxtasis como la soledad.

Descubramos a esas valientes que caminaron antes que nosotras y exploremos cómo hicieron su travesía. Investiguemos a las artistas, las escritoras y bailarinas, las líderes políticas y las maestras espirituales que encarnan las cualidades que deseamos cultivar en nosotras mismas y refugiémonos en ellas. Soltemos nuestra carga en su regazo metafísico y bebamos de sus pechos, que siempre manan.

Mujeres con *dharma*

Refugiémonos en el *dharma* que ha adoptado la forma de enseñanzas impartidas por mujeres. Leed sus cartas de amor al Todopoderoso. Observad sus pinturas y escuchad sus obras maestras musicales. Estudiad a la mística cristiana Catalina de Siena, la maestra hasídica Ana de Ludmir, la heroica sufí Noor Inayat Khan. Contemplad los fragmentos sobre María

Magdalena redactados por la poetisa contemporánea, una americana de origen irlandés, Marie Howe. Relee el Cantar de los Cantares y presta una atención especial a la Novia. Mira el clásico hindú *El Ramayana* a través de los ojos de Sita. Fíjate en las voces poderosas que surgen de las jóvenes musulmanas y activistas indígenas como Mona Haydar y Zeina Hashem Beck, Lyla June Johnston y Malala Yousafzai. Comprométete a hacer una *Lectio Divina* (lectura sagrada) de sus escritos. Vuelve a llenar la copa del manantial de sabiduría de las mujeres.

Mujeres con *sangha*

Refugiémonos en el compañerismo de las mujeres. Si se da el caso de que aún no tenemos un sangha femenino (un círculo de apoyo mutuo para despertar formado por mujeres), podemos crear uno. Podemos reunirnos y reflexionar sobre las enseñanzas de Juliana de Norwich o el mito de Inanna. O bien meditar en pequeños grupos, caminar por los bosques en silencio con otras mujeres que también estén dispuestas a unirse en silenciosa comunión con la Madre Tierra. Podemos dibujar al pastel, hacer macetas y darles forma de espiral, moler maíz y enrollar tortitas todas juntas mientras escuchamos baladas mexicanas de Lila Downs o una lectura de las antífonas de Hildegarda von Bingen. Podemos incentivarnos las unas a las otras para seguir una práctica espiritual y animarmos mutuamente. Convirtámonos unas y otras en nuestro refugio.

Esta es la joya más luminosa. El *sangha*. La compañía espiritual. El amado maestro Zen vietnamita Thich Nhat Hanh dijo, en una de sus famosas intervenciones, que el próximo Buda (figura que podemos sustituir por el Mesías o Cristo, por Madhi o por la Mujer Búfalo Blanco) será el *sangha*. Y entre un millón de mujeres, ni una sola escuchaba. Como mujeres, sabemos esa certeza con el cerebro y la notamos en el vientre. No esperamos que un hombre poderoso, sobrenatural y perfecto venga a salvarnos. Cuidamos las unas de las otras, con todas nuestras imperfecciones y vulnerabilidades, con nuestros mensajes cruzados y nuestros planes secretos, con una sabiduría honesta hasta lo salvaje y de una hermosura asombrosa. La conexión *es* la liberación. Cultívala.

Para profundizar

Crea un acontecimiento especialmente diseñado para mujeres que estén siguiendo un camino espiritual. Quizá sea una meditación silenciosa en solidaridad con los refugiados de Siria, o a favor de la recuperación del bosque pluvial del Amazonas. Podría ser un grupo de escritura que use los métodos prácticos de Natalie Goldberg (consulta la página 325 para tener una vaga idea). O quizá prefieras entonar cánticos sagrados procedentes de una o de varias tradiciones espirituales.

Empezad montando una reunión, y si veis que tiene cara y ojos y puede tirar adelante, recoged el guante y convocad reuniones con regularidad. Compartid el liderazgo. Traed comida, pero comedla solo si podéis trabajar y comer a la vez; si no, dejad la comida para después. Mezclad el arte con la cosmología, el activismo político con la práctica contemplativa. En otras palabras, deja que tu definición de comunidad espiritual se ensanche y sea más inclusiva. Solo la diosa sabe a dónde te llevará.

Oración de cierre. Canción de amor a la Gran Madre

Amada Una,
nuestra hermana, la Madre Tierra,
Mujer Sagrada, Chica Santa,
Crisol de compasión y Fuego de Verdad,
gracias.
Te hemos llamado y has acudido.

Desciendes con las alas del dolor,
las alas de la alegría,
aportando solaz y vitalidad.
Te elevas desde las raíces de los árboles
y nos procuras cobijo, nos ofreces refugio.
Penetras con el llanto de las jóvenes
exigiendo protección para lo vulnerable.

Aun cuando nos inclinemos ante tu hermoso cuerpo,
tú eres quien afirma la belleza de nuestro cuerpo.
Tú bendices cada partícula de la creación
con tu divina presencia.

Te damos la bienvenida, a ti,
que has vivido tanto tiempo en el exilio,
para que vuelvas a morar entre nosotras.
Nos ofrecemos
como tus amantes sirvientas,
tus amadas y reticentes profetas,
reflejos radiantes
de tu propio Yo Sagrado.

Gracias.
Gracias.
Y, de nuevo, gracias.

Guía para la práctica de la escritura

Muchas de las prácticas más profundas que presento en este libro son ejercicios escritos. Pocos métodos conozco que sean más transformadores que practicar la escritura automática durante unos 10 o 20 minutos en respuesta a una señal evocadora.

Te animo a que hagas una lista de temas, además de los que presento en este libro, y los uses para tus sesiones de práctica de escritura, en solitario, con una compañera o con más gente incluso.

A continuación, verás algunas directrices que he adaptado de mi amiga y mentora Natalie Goldberg, autora reconocida de *Writing Down the Bones*, *Wild Mind* y muchos otros libros que consideran la escritura una práctica espiritual.

- Cronométrate: escribe el tema en el encabezado de la página (o en la pantalla del ordenador) y luego EMPIEZA Y NO PARES durante 20 minutos, sin detenerte y sin censurarte.

- Permítete perder el control. Sigue tu corazón y anota todo lo que te salga. No te preocupes si lo que escribes no es apropiado. Busca la autenticidad. Deja que fluya.

- Sé específica. Es fácil perderse en abstracciones filosóficas. Ten los pies en el suelo. Usa el lenguaje corporal. Y no solo hables de amor, sino de la fragancia que desprende el pelo de tu bebé. No hables solo de paz, sino del ritmo de tu propia respiración cuando te sumerges en el silencio.

- No reflexiones. Suéltate el pelo y deja que tu mente vuele hacia donde le apetezca. Si el tema es «Las lágrimas del Buda» y lo que te viene a la memoria son las enchiladas de queso de tu abuela, ve por ahí. Tus primeros pensamientos te llevarán a donde tienes que ir.

- No te preocupes por la puntación, la ortografía ni la gramática. Intenta no tachar nada. Librarte de las normas del lenguaje convencional te ayudará a librarte de esas voces interiores tan limitadoras.

- «Eres libre de escribir lo más malo que se haya escrito jamás en el mundo entero», dice Natalie. Este ejercicio de escritura no tiene como objetivo ser publicado. Tan solo pretende que puedas acceder a tu propia «mente salvaje».

- «Ve a la yugular –aconseja Natalie–. Si surge algo espantoso, a por ello. Ahí es donde está la energía». Si conectar con este material te hace tener sentimientos encontrados, dite a ti misma, con toda la amabilidad, que tienes que seguir escribiendo a pesar del dolor; y no te aferres a lo que surge ni lo apartes de ti, sencillamente sé un testigo compasivo de tu propio y dulce yo.

Místicas, profetisas y diosas

A continuación te presento algunos de los términos clave de este libro definidos en mi propio idioma, que es el Mirabai, tanto si se ajustan como si no a la teología establecida.

- Místico: persona que tiene una experiencia directa con lo sagrado, sin que medien los rituales o los intermediarios religiosos establecidos, que trasciende los sistemas habituales de creencias, sortea el intelecto y disuelve la identificación con el yo (el ego) separado.
- Profetisa: persona que responde a la llamada de dar un paso adelante para servir a la humanidad y a la tierra, aun cuando resulte inconveniente y poco adecuado, y que vive esta llamada como algo sagrado.
- Lo femenino: conjunto de cualidades (como la misericordia, la bondad amorosa, lo salvaje, lo inclusivo y la verdad pura y dura) y de tendencias (como la de cuidar, ser subversivo, social, interesarse por construir una comunidad, centrarse en el corazón, honrar la experiencia encarnada y sentirse cómodo en la ambigüedad).

- Lo místico femenino: persona cuya relación con el Gran Misterio se basa en las cualidades y las tendencias femeninas que hemos citado con anterioridad. Según mi propia experiencia, «lo femenino» puede considerarse sinónimo de lo «místico femenino».

- Diosa: ser arquetípico que representa ciertos atributos espirituales a los que podríamos aspirar, como la ternura o la ferocidad, y que también comporta una energía metafísica a la que podemos recurrir cuando necesitemos el apoyo de nuestros aliados invisibles.

- Lo masculino divino: los aspectos sublimes del paradigma espiritual masculino, tendencia al desapego y la trascendencia, a la claridad intelectual y el rigor religioso, a la purificación y la perfección.

- El patriarcado: un sistema religioso o social en el que los hombres ostentan la mayor parte del poder y las mujeres y los niños son marginados. Estos sistemas se han diseñado y construido, y funcionan, considerando la experiencia de los hombres como el paradigma por defecto, mientras que la experiencia de las mujeres, o no se considera, o bien se minimiza. Tanto los hombres como las mujeres terminan sufriendo daños a manos de este desequilibrio.

Agradecimientos

Son innumerables las mujeres que desde la antigüedad hasta nuestros días han contribuido al surgimiento de este libro en particular y en este momento en concreto. Me encantaría poder nombrarlas a todas, pero no es posible. Por eso quiero expresar mi gratitud a las siguientes personas, y me resigno al hecho de que sin duda me voy a dejar fuera del tintero a importantes amigas y maestras.

En primer lugar quiero dar las gracias, como siempre, a mi agente, Sarah Jane Freymann, que en realidad ya es parte de mi familia. Sarah Jane, tú encarnas en silencio las cualidades de lo místico femenino que he descrito en este libro: la bondad amorosa equilibrada con un instinto fiero de decir la verdad, la generosidad de espíritu que comporta una compasión comprometida en nombre de todos los seres. Gracias a mi editora, Joelle Hann, cuya atención por el detalle, hermanada con una percepción interior que ha cultivado tras muchos años de práctica espiritual, ha sobrepasado cualquier otra experiencia editorial que haya tenido jamás. Fue ella quien me ayudó a transformar este manuscrito, que era un poema de amor personal a la Madre, en una ofrenda universal. Y a Haven Iverson y Tami Simon, que siguen guardándome un lugar a la mesa de Sounds True, les expreso toda mi gratitud. Compañeras, sois mucho más que editoras; sois mi *sangha*. Me encantó que Diana Rico, cuya obra siempre he admirado, fuera la editora a cargo de revisar mi texto. Leslie Brown y Karen Bullock, con su predecesora Sarah Gorecki y el equipo al completo de producción de Sounds True, lanzaron este proyecto al mundo con cariño y gracia. Cuando Rebecca Mayer entró en el proyecto para gestionar todos los permisos y preparar las notas del final, pensé que lo único que me faltaba era subir al cielo; una profesionalidad como la suya, que combina amor y la reflexión interior, son un don raro y precioso. Mi ayudante, Pouria, es una mística femenina encarnada en el cuerpo de un hombre, que se ocupa de cuidar de los detalles de mi obra cuando sale al mundo priorizando siempre la bondad humana por encima del negocio. Gracias a Erin Currier por su asombrosa obra de arte, que, con tanta maestría, evoca el espíritu y la justicia, la esencia misma de lo que me esfuerzo por defender aquí. Siempre he querido tener una obra tuya, y ahora esta adornará para siempre con su gracia la cubierta de mi libro.

A mis hijas, hijastras y nietas, gracias por llenar mi vida de gozo: Danicla, Kali, Ganga, Yamuna, Jacob, Bree, Niko, Metztli, Sol, Naya y Aliyah. Quiero expresar mi gratitud a mi sabia y amorosa madre, Susanna Starr, y a mis risueños y leales hermanos, Amy Starr y Roy Starr, que forman la matriz de mi vida. No concibo vivir en el mundo sin esta familia. Quiero expresar mi gratitud asimismo a mi suegra, Bette Little, que con casi 100 años, sigue encarnando la esencia de una sabiduría y una moda esenciales, y a mis cuñadas, Linda, Marbie y Lynn, que son las primeras en apuntarse a todo lo que implique lograr la sanación y el despertar colectivos.

A mi marido, Ganga Das (alias Jeff), que me escuchó leerle el libro a medida que este se iba fraguando. Gracias a él, la casa está limpia y la comida nunca falta, para que así yo pueda devanarme los sesos escribiendo; y, por si fuera poco, siempre se asegura de avisarme cuando llega el momento perfecto para ir a divertirnos. Eres la encarnación misma de lo masculino divino. Yo no tendría el valor de hablar en voz alta y clara si no contara con el refugio de tus brazos.

Mis más profundos respetos para las mentoras que he ido teniendo a lo largo de la vida: Charlene McDermott, Natalie Goldberg y Asha Greer. Vuestra sabiduría es el manantial del que fluyen mis palabras. Y a mis hermanas de *dharma*, cuyo compromiso para recurrir a la voz auténtica de lo femenino está cambiando el paradigma ante nuestros ojos: Roshi Joan Halifax, Gangaji, la lama Tsultrim Allione, Caroline Myss, Anne Lamott, Dena Merriam, la lama Palden Drolma, Zuleikha, Tamam Kahn, Saraswati Markus, Miranda Macpherson, Beverly Lanzetta, Cynthia Jurs, Camille Helminski, Sera Beak, Cynthia Bourgeault, Devaa Haley Mitchell, Pat McCabe, Dorothy Walters, la rabina Tirzah Firestone, Eve Ilsen, Laurie Anderson, Sharon Salzbeg, Pema Chödrön, Taj Inayat Kahn, Diane Berke, Tessa Bielecki, la rabina Leah Novick, la hermana Greta Ronningen, la *yogacharya* Ellen Grace O'Brian, la doctora Clarissa Pinkola Estés, Nina Rao, Ondrea Levine, Mirabai Bush, la doctora Joanne Cacciatore, y otras muchas mujeres más cuyas alas salvajes y misericordes nos ayudan a todas a elevarnos. Gracias a todas las personas que entrevisté, tanto si llegué a plasmar sus palabras en este libro como si no lo hice, incluidas Lisa «Kishan» Seepaul, Billy Stewart y Jeannie Zandi.

Mi gratitud infinita a mi amigo de toda la vida y hermano mayor y gurú Ram Dass. Tu amor por lo femenino sagrado y tu relación íntima con los grandes estilos sapienciales del mundo han influido en todo lo que hago y lo que soy. Gracias por mantenerte siempre en contacto para interesarte por lo que escribo, y por escucharme atentamente y apoyar mi obra con la claridad de un sabio... ¡y el entusiasmo de un tío carnal!

Mi amistad con otros personajes relevantes del cambio social, como la reverenda ángel Kyodo Williams, Christena Cleveland, Mona Haydar y Anita Rodríguez, ha dado un vuelco a mi mundo y lo ha transformado para bien. Aunque estaba terminando este libro sobre la sabiduría interconectada de lo femenino desde todas las tradiciones espirituales, mi conciencia estaba despertando a todo aquello que tiene que ver con el privilegio de los blancos, la espiritualidad blanca, y con las preguntas que me iban surgiendo sobre el racismo inconsciente, que me hicieron desear reestructurarlo todo de nuevo a la luz de estos temas (cosa que no hice). Ahora que este barco ya ha zarpado, sé que nunca podré regresar a la tierra de la bendita ignorancia sobre todas las maneras en que las tradiciones que he abrazado fueron responsables del sufrimiento del pueblo que amo. La aventura continúa.

Doy las gracias a las jóvenes que están presentes en mi vida y avanzan con voz brillante y profética, voces que necesitamos con suma urgencia, y cuya obra me siento honrada de apoyar con todo mi amor: Mona Haydar, Vera de Chalambert, Lyla June Johnston, Callie Little, Rachel Halder, Ganga Devi Braun, Melani Moser, Cora Neumann, Jaime Grechika, Phileena Heuertz, Kate Sheehan Roach, Jennifer Alia Wittman, Adriana Rizzolo, LiYana Silver, y todas las mujeres que trabajan con tanto amor tras las bambalinas y comparten las enseñanzas de Ram Dass y el *darshan* de Neem Karoli Baba con el mundo.

Mi círculo de amigas es una fuente inagotable de fuerza, humor y perspectiva: Jenny Bird, Tot Tatarsky, Nancy Laupheimer, Tania Casselle, Tara Lupo, Kausalya Karen Pettit, Julie Tato, Brady Hogan, Jean Kenin, Sara Morgan, Susan Berman, Bobbi Shapiro, Kate Rabinowitz, Satrupa Kagel, Toinette Lippe, Kelly Notaras, y muchas otras hermanas mías del alma. Cada una de vosotras habéis contribuido a este libro de una manera que ignoro si conocéis. Vuestro ejemplo viviente de misericordia salvaje enriquece mi vida y traspasa todo límite.

Y a todos los hombres que habéis conmovido mi vida con vuestra ternura, vuestra vulnerabilidad y predisposición a escuchar atentamente y apoyar lo femenino, os doy mi más sinceras gracias.

Autorizaciones

editorial **K**airós

Puede recibir información sobre
nuestros libros y colecciones inscribiéndose en:

www.editorialkairos.com
www.editorialkairos.com/newsletter.html
www.letraskairos.com

Numancia, 117-121 • 08029 Barcelona • España
tel. +34 934 949 490 • info@editorialkairos.com